一般社団法人日本高次脳機能障害学会
教育・研修委員会 編

頭部外傷と
Traumatic Brain Injury and Higher Brain Dysfunction
高次脳機能障害

株式会社 新興医学出版社

Traumatic Brain Injury and Higher Brain Dysfunction

Committee on education and training

Japan Society for Higher Brain Dysfunction

©First edition, 2018 published by
SHINKOH IGAKU SHUPPAN CO., LTD TOKYO.
Printed & bound in Japan

● 企画・編集

一般社団法人日本高次脳機能障害学会　教育・研修委員会

● 執筆者一覧（執筆順，＊：編集代表）

＊三村　　將	慶應義塾大学 医学部 精神神経科学教室	
高畑　圭輔	放射線医学総合研究所 脳機能イメージング研究部	
蜂須賀研二	独立行政法人労働者健康安全機構 九州労災病院 門司メディカルセンター 院長	
栗原　まな	神奈川県総合リハビリテーションセンター 小児科	
並木　　淳	国家公務員共済組合連合会 立川病院 救急科	
益澤　秀明	河北リハビリテーション病院	
髙尾　昌樹	埼玉医科大学国際医療センター 神経内科・脳卒中内科	
稲村　　稔	公益財団法人井之頭病院 埼玉県総合リハビリテーションセンター	
石合　純夫	札幌医科大学 医学部 リハビリテーション医学講座	
生方　志浦	京都大学大学院 医学研究科 脳病態生理学講座	
上田　敬太	京都大学医学部附属病院 精神科神経科	
西　　侑紀	医療法人健応会 福山リハビリテーション病院	
丸石　正治	医療法人健応会 福山リハビリテーション病院	
橋本優花里	長崎県立大学 地域創造学部	
澤田　　梢	広島県立障害者リハビリテーションセンター	
西　　大輔	国立精神・神経医療研究センター 精神保健研究所	
加藤　徳明	産業医科大学 リハビリテーション医学講座	
佐伯　　覚	産業医科大学 リハビリテーション医学講座	
中島八十一	国立障害者リハビリテーションセンター 顧問	

序に代えて

慶應義塾大学医学部精神神経科学教室　三村　將

　2017年の10月上旬に秋たけなわのボストンを訪れた。私がボストンに留学していたのは1992〜1994年のことであり、帰国して数年は頻繁に訪れていたが、その後は機会がなくなっていたので、今回の訪問は約20年ぶりであった。ボストンのブルックライン地区にあるロングウッドメディカルエリアには、ベス・イスラエル・ディコネス・メディカルセンターやブリガム・アンド・ウィメンズ病院といったハーバード大学関連の有名病院が林立している。神経心理学領域でもマイケル・アレキサンダーやアルバート・ガラブルダら、高名な教授たちがこれらの病院で診療・研究・教育にあたっている。このロングウッドメディカルエリアのハンチントン通りに面した一角にフランシス・カウントウェイ医学図書館があり、留学中は足繁く通っていたが、当時はその2階にウォーレン解剖学博物館があることは知らなかった。

　今回の訪問で改めてウォーレン解剖学博物館を訪ねてみた。博物館とは名ばかりのひっそりとした佇まいである。前頭葉眼窩部損傷例のプロトタイプとされ、歴史にその名を刻んだフィネアス・ゲージの頭蓋骨と、彼の前頭部を突き抜けていった太い鉄棒が2階の廊下の片隅に展示されている。ゲージの事故が起きたのは1848年9月13日であるから、かれこれ170年も昔の出来事である。ゲージのこの事故は、脳の特定の部位に対する損傷が人格に影響を及ぼしうることを示唆したおそらく初めての事例であり、その後のハーロウ博士の一連の報告は今日の神経科学の幕開けの出来事の一つと言っていい。しかし、当初は反社会的で脱抑制的、気まぐれとされた彼の人格変化の記述にはかなりの誤解と誇張もあったようである。

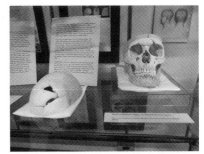

ハーバード大学・ウォーレン解剖学博物館にあるフィネアス・ゲージの頭蓋骨と鉄棒

いずれにしても，症例ゲージの臨床観察を皮切りに，今日に至るまで，多種多様な頭部外傷の事例が報告され，脳への損傷が人の心理と行動に及ぼす影響が研究されてきた．特に，歴史的にロボトミー（前頭葉白質切截術）例や戦争による頭部外傷例の研究は人の前頭葉機能の解明に大きく貢献した．頭部外傷の受傷機転は他にも銃創や転落などがあるが，大多数を占めるのは交通外傷である．また，最近にわかに注目を浴びているのは，スポーツ外傷である．スポーツ外傷のうち，ボクシングによる認知行動障害は以前から dementia pugilistica あるいは punch-drunk syndrome として知られた病態ではあったが，近年ではアメリカンフットボールなど，他のスポーツ外傷例の検討から，新たな神経病理学的所見の発見や症状形成メカニズムの仮説提唱がなされている．

症例ゲージ以来，この170年の間に頭部外傷と脳の働きに関する我々の理解は飛躍的に進んできている．本書は文字通り，頭部外傷とそれがもたらす高次脳機能への影響に関して，基礎から臨床に至るまでの最新の情報を集積したものである．頭部外傷の疫学的実態，受傷機転や発症メカニズム，外傷による高次脳機能障害の症候学などを概説している．さらに，強調したいのは，頭部外傷の影響は単に神経心理学や臨床医学にとどまらず，社会の中で考えるべき問題を数多く含んでいる．たとえば頭部外傷による心理的影響，自動車運転再開の是非や，幼少時に頭部外傷を受けた児童の教育などである．本書が頭部外傷に関するこれら多様な問題を改めて考える機会となれば幸いである．

本書はもともと2015年の第39回日本高次脳機能障害学会学術総会に際して，教育・研修委員会企画として行われたサテライト・セミナーの研修内容を中心に，一部は新たな著者に原稿を依頼して作成したものである．クリスマス前の華やいだ青山の会場で第39回学術総会が行われてからすでに2年が経過してしまった．ここまで遅滞したのはひとえに編者である私の怠慢であり，関係者には心からお詫び申し上げる．一緒にセミナーの内容を企画した故・加藤元一郎先生もさすがに草葉の陰で苦笑しているかもしれない．このように書籍として日の目を見ることができたのはひとえにご執筆していただいた諸先生方の熱意と，辛抱強く待ってくれていた林社長をはじめ，新興医学出版社の方々のお力添えのおかげである．ここに関係者に感謝するとともに，改めて本書を加藤先生の墓前に捧げたいと思う．

目　次

■序に代えて ……………………………………………… 三村　將　v

第Ⅰ章　序章
頭部外傷をめぐる最近の知見 ……………… 三村　將, 高畑　圭輔　3

第Ⅱ章　頭部外傷とは
1. 頭部外傷の疫学 ………………………………… 蜂須賀研二　15
2. 頭部外傷の原因 ………………………………… 栗原　まな　29
3. 頭部外傷の画像所見 …………………………… 並木　淳　43
4. 脳外傷による高次脳機能障害とMTBI（軽度脳外傷）後の
   脳振盪後症候群 ……………………………… 益澤　秀明　53
5. 頭部外傷の神経病理 …………………………… 髙尾　昌樹　79
6. 反復性軽度頭部外傷によって引き起こされる遅発性の病態：
   慢性外傷性脳症（CTE） ……………………… 高畑　圭輔　93

第Ⅲ章　頭部外傷の症候学
1. 頭部外傷後の注意障害 ………………………… 稲村　稔　113
2. 頭部外傷後の記憶障害 ………………………… 石合　純夫　129
3. 頭部外傷後の前頭葉機能障害 ………………… 三村　將　145
4. 頭部外傷後の社会的行動障害 ……………… 生方　志浦, 上田　敬太　167

第Ⅳ章　頭部外傷の評価と対応
1. 頭部外傷後の評価 ……………………… 西　侑紀, 丸石　正治　183
2. 頭部外傷後の心理症状や社会的行動障害に対する介入
   ―認知行動療法と動機づけ面接法について― … 橋本優花里, 澤田　梢　195
3. 頭部外傷および高次脳機能障害とPTSD ……… 西　大輔　209
4. 頭部外傷後の運転再開とその評価 …… 加藤　徳明, 佐伯　覚, 蜂須賀研二　219

第Ⅴ章　終章
頭部外傷後の高次脳機能障害に対する対応と施策 ……… 中島八十一　237

■索引 ……………………………………………………… 249

第Ⅰ章
序章

- 頭部外傷をめぐる最近の知見

第 I 章 序章

頭部外傷をめぐる最近の知見

慶應義塾大学医学部精神神経科学教室　三村　將
放射線医学総合研究所脳機能イメージング研究部　高畑　圭輔

I. 慢性外傷性脳症

　頭部外傷は，人類の歴史の中でももっとも早くから言及されてきた疾患の一つである．エドウィン・スミス・パピルスは，脳という臓器について言及した最初の文献であるとともに，いくつかの頭部外傷の症例とその予後などが記載されている（図1）．このように頭部外傷は古くから重要視されてきた病態であるが，医学的にはまだまだ未解明な点が多数残されている．

　頭部外傷を繰り返すことにより生じる認知機能障害や精

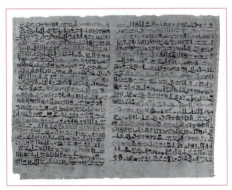

【図1】エドウィン・スミス・パピルス
Edwin Smith Papyrus（1650-1550BC）
外傷に対する外科的治療のもっとも古い記載の一つである．

> **KeyWord**
> *慢性外傷性脳症
> 頭部外傷後，慢性経過でさまざまな運動障害，認知機能障害，精神症状を呈するようになった状態を指す。

神症状は現在，慢性外傷性脳症（chronic traumatic encephalopathy：CTE）の概念に包括されている。CTEはもともとボクシング選手が頭部外傷を繰り返し受けることで生じる持続性ないし進行性の認知機能低下や精神症状，行動障害として，punch-drunk syndrome[1]あるいはdementia pugilistica[2]の名称で知られていた。いわゆるボクサー脳症ないしパンチドランク症候群である。その後，CTEはボクシングのみならず，アメリカンフットボール，その他の格闘技系のスポーツや，爆傷（blast injury）と呼ばれる爆風・爆発事故による障害[3]でも認めることがわかってきて，にわかに注目度が高まり，軽微な反復性外傷性脳損傷（mild repetitive traumatic brain injury：mrTBI）として理解・整理されてきた。必ずしも頭部を直接道路や床にぶつけていなくても，衝撃で脳実質が繰り返し頭蓋骨に打ちつけられることにより脳にダメージを受けることがその原因とされる。CTEの臨床像は運動障害と認知機能

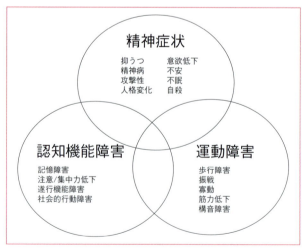

【図2】慢性外傷性脳症（CTE）の臨床像

障害，精神症状の3領域にまたがるさまざまな症状群の組み合わせとなる（図2）。

CTEの神経病理学的機序としては脳内のタウ蛋白の異常蓄積が指摘されている。この発見にはナイジェリア生まれの法医学者 Benett Omalu 医師の貢献が大きい。2016年に，ウィル・スミス主演の『コンカッション』というハリウッド映画が日本でも少数のミニシアターで上映され，大きな話題を呼んだ。この映画はOmalu医師の実話に基づいている[4,5]。米国ナショナルフットボールリーグ（NFL）の花形選手であったMike Websterは引退後に重篤な精神障害を発症し，さまざまな異常言動を生じて，最後は認知症になって死亡した。このことをアメリカンフットボールによる反復性の頭部外傷後遺症と関連づけ，NFL側と激しい論争を繰り広げたのがOmalu医師である。Mike Websterの検死を担当したOmalu医師は脳の肉眼所見がまったく「正常」であったことに違和感を覚え，さらに数ヵ月後の免疫染色ではタウ蛋白陽性の神経原線維濃縮体が脳皮質の広範な領域に認められるという驚くべき結果を得た。一方，βアミロイドの集積も認めたもののその局在はアルツハイマー病のそれとは異なっていた。これらの病理所見は，ボクサー脳症と酷似し，頭部への衝撃が慢性に繰り返されたことが病因である可能性が強く示唆された。

近年ではその神経病理所見に加えて，タウPET（tau positron emission tomography）イメージングや動物実験などの結果もふまえ，CTEの発症機序として脳内に年余を経てタウ蛋白が蓄積していくこと，さらにそのタウ蛋白が脳内でseedsを形成して脳内で伝播して行くことの証拠が次々と見出されてきている[6〜8]。このような状況を背景に，2014年に米国サッカー協会などを相手取って起こされた裁判がきっかけとなって，同協会は2015年11月に10歳

≫KeyWord
＊タウPET
異常蛋白であるタウを標識するリガンドを用いて，脳内の蓄積を描出するポジトロン断層撮影。アルツハイマー病やその他の認知症，変性疾患とともに，頭部外傷例でもタウの蓄積が見られることが明らかとなってきた。

以下の子どものヘディングを禁止し、また11～13歳の子どもには練習中のヘディングの回数に制限を設けることを発表している[9]。

II. 重症単発頭部外傷後の精神障害

さらにごく最近では、スポーツ外傷などによるmrTBIにとどまらず、驚くべきことに交通外傷などの単発の外傷性脳損傷（traumatic brain injury：TBI）例でも持続的な後遺症が残り、CTEと同様のタウ病変が生じることや、生じたタウがseedsとなって脳内に伝播していく可能性も示唆されている[8, 10, 11]。TBI後に何年も経過してから精神病状態、妄想状態が顕在化してくる症例は以前より外傷性脳損傷後の精神障害（psychotic disorder following traumatic brain injury：PDF-TBI）[12]ないしは重症外傷性脳損傷後の遅発性精神病（late-onset psychosis following severe TBI）と呼ばれている。

PDF-TBIがいかなる機序で生じるのかはもともとFujiiとAhmed[12]の報告の頃から議論の的であった。一つの重要なポイントはこのような顕著な精神病症状が発症後かなり長い時間を経過した慢性期に出現してくる点である。FujiiとAhmed[12]は受傷から平均4.1年後、Sachdev[13]は平均54.7ヵ月後と述べている。筆者の経験でも、TBI後の精神病症状は数年を経て遅発性に生じてくるケースがほとんどである。たとえば、ある20代、女性の交通事故後遺症のTBI症例（図3）は発症から約5年が経ってから「自分はサイボーグである」「親や兄弟は偽物である」（カプグラ症候群）「自分には分身がいる」「自分は本当は男だと思う」「誰かに操られている」といった異常体験を語るようになった。

> **KeyWord**
> **＊外傷性脳損傷後の精神障害（PDF-TBI）**
> 頭部外傷後、数年の経過をへてから精神状態を呈する症例群が知られている。発症機序として、脳内の異常タウ蛋白の蓄積が関与している可能性が高い。

TBI後4〜5年が経過してこのような妄想状態を生じるメカニズムとして，受傷後に本来の生活が大きく変容し，周囲ともうまくいかなくなって，社会的に疎外された状況が続いたため，被害妄想が増強したと考える心理社会的立場がある。また，もともと有していた統合失調症を発症する素因をTBIが引き出したという考え方もある。しかしながら，一般的には，TBIによる器質性変化が統合失調症様の妄想状態を惹起したと考えるのがもっとも自然である（図4）。大東[14]はTBI後に統合失調症と類似した妄想知覚が生じる機序として，妄想知覚の症状形成と関連する扁桃体，前頭葉眼窩部，帯状回を結ぶ側頭極の病変を重視している。さらに最近では，単発の重症TBIにおいてもmrTBIと同様に，脳内にゆっくりとタウ蛋白が異常蓄積

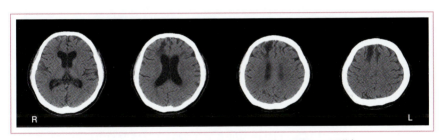

【図3】PDF-TBIの典型例（20代，女性の頭部CT画像）

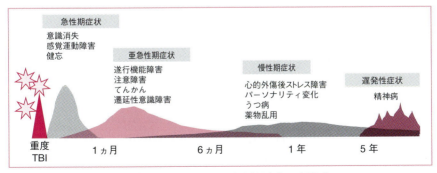

【図4】PDF-TBIの遅発性症状形成の時系列

し，seedsとなって脳内に伝播していくと想定すれば，TBI後の器質性統合失調症様症状の形成に時間を要することも説明できると考えられている。

III. 頭部外傷による高次脳機能障害と神経リハビリテーション

　TBIは脳血管障害と並んで，高次脳機能障害を引き起こす代表的な病態であり，その意味では以前からこの領域の研究は少なくないといえる。しかしながら，TBIをめぐる前述のような従来の常識をくつがえすようなさまざまな新しい知見，問題提起が見出されてくる中で，古くて新しいこの領域について，現時点で得られている成果を集積し，そのリハビリテーションのあり方を考え直してみることは重要である。

　本書の次章では，ここで述べているTBIに関する最近の神経病理学的所見と分子イメージングについて，さらに詳述するとともに，TBIの疫学，原因，画像所見，症候としての高次脳機能障害の特徴について概論を述べていただいた。TBI後遺症としての高次脳機能障害には，主として脳MRIで示される局在性脳挫傷とびまん性軸索損傷（diffuse axonal injury：DAI）が関与する。これらの病変に伴い，頻度が高い症候は注意障害と記憶障害，遂行機能障害である。これらの症候に対しては，主に前頭葉〜側頭葉の局在損傷領域と関連して，対症療法的なリハビリテーションアプローチを考えていくことになる。これまで筆者は局在損傷に伴う注意障害（早川ら 2008[15]など），記憶障害（三村 2013[16]など），遂行機能障害（三村 2004[17]など）を述べる機会があったが，本書の第III章，第IV章では，TBIに伴うこれらの症候の各論やそれぞれに対する治療的

アプローチについて，その領域の第一人者に最先端の知見を述べていただいた。

IV. 頭部外傷後の社会的行動障害と認知行動療法

　前述の注意障害や記憶障害，遂行機能障害といった神経心理学的症候はしばしば"cold cognition"と呼ばれるのに対し，感情・気分の障害，脱抑制や情動制御の障害，強迫症状，作話，社会的認知の障害といった精神症状は"hot cognition"と呼ばれる[18]。TBIにおいては，"cold cognition"と同等に，あるいはそれ以上に，さまざまな"hot cognition"が問題となる。特に，頭部外傷に伴うもっとも対応困難な問題として，パーソナリティ変化を基盤とした社会的認知ないし社会的行動の障害が挙げられる[19〜21]。このような問題が生じる背景には，大きく情動面の抑制障害の問題と，自分の言動を相手がどう思うかが理解できない問題（心的推測の問題）がある。

　TBI患者はプロトタイプともいえる症例Phineas Gage以来，前頭葉眼窩部損傷に伴い，窃盗，暴力・暴言，虚言，借金，薬物依存，行動嗜癖，性的逸脱行動など，さまざまな犯罪行為や反社会的・反道徳的行動を示すとされる[22]。このような顕著な違法行為や逸脱行動ももちろん前頭葉眼窩部損傷例の一つの典型ではあるが，一方，日常臨床では，「反社会的」とまではいえないものの，自己の信念や願望に固執して画一的行動に至り，その結果，周囲には「自分勝手」と受け取られてしまう場合も少なくない。特に，不正を許せないといった「過度の正義感」「過度の道義心」を背景に，他者のささいな無礼な態度や規則違反，不正を許せず，会社や学校，公共機関などでトラブルとなる，家族や知人に対してもよけいなお節介をやくといったタイプの

人である．このようなむしろ過剰な紋切り型・杓子定規のモラルを示し，場にそぐわない柔軟性の乏しい行動様式を筆者は"hypermoral syndrome"と呼んでいる[21, 23]．

これらの社会的行動障害に対しては，今日，さまざまな精神疾患に対して主流となっている認知行動療法（cognitive behavioral therapy：CBT）的アプローチ[24]を援用していく試みも最近ようやく広がりをみせている．CBTはもともと認知の歪みを修正しやすい比較的若年層のうつ病や双極性障害，パニック障害，強迫性障害，その他の不安障害，パーソナリティ障害，摂食障害，統合失調症，薬物／非薬物依存，睡眠障害といった病態に臨床的に用いられてきた．しかし，最近では，比較的取り組みやすいマインドフルネス認知療法など，第三世代CBTが隆盛になるにつれ，高齢患者，認知症，知的障害，他の器質性疾患，高次脳機能障害，発達障害などにも広く応用され始めている．TBIに対してもさまざまな修正型CBTを実施し，特に抑うつ，不安，不眠などの改善に効果があることが確認されてきている[25, 26]．特にここで問題にしている情動的安定性や怒り発作（anger burst）のコントロールについては，日本でも上田らの取り組み[27]など，若干の報告があるものの，まだこれからの領域である[28]．今後この領域の治療的取り組みが発展していくことを期待したい．

> **KeyWord**
> * 認知行動療法（CBT）
> 気分障害や不安障害を中心に認知の歪みを修正し，行動変容を生じる精神療法の技法．TBI後の精神症状に対しても応用が期待される．

文 献

1) Martland HS：Punch drunk. JAMA, 91：1103-1107, 1928.
2) Millspaugh JA：Dementia pugilistica. U.S. Naval Med Bull, 35：297-303, 1937.
3) Shetty AK, Mishra V, Kodali M, et al.：Blood brain barrier dysfunction and delayed neurological deficits in mild traumatic brain injury induced by blast shock waves. Front Cell Neurosci,

8 : 232, 2014.
4) Omalu BI, DeKosky ST, Minster RL, et al. : Chronic traumatic encephalopathy in a National Football League player. Neurosurgery, 57 : 128-134, 2005.
5) Omalu B : Chronic traumatic encephalopathy. Prog Neurol Surg, 28 : 38-49, 2014.
6) Barrio JR, Small GW, Wong KP, et al. : In vivo characterization of chronic traumatic encephalopathy using [F-18]FDDNP PET brain imaging. Proc Natl Acad Sci U.S.A., 112 : E2039-2047, 2015.
7) Kiernan PT, Montenigro PH, Solomon TM, et al. : Chronic traumatic encephalopathy : A neurodegenerative consequence of repetitive traumatic brain injury. Semin Neurol, 35 : 20-28, 2015.
8) McKee AC, Stein TD, Kiernan PT, et al. : The neuropathology of chronic traumatic encephalopathy. Brain Pathol, 25 : 350-364, 2015.
9) CNN : 10歳以下のヘディング禁止, サッカー協会が新規定　米. 2015年11月11日（https://www.cnn.co.jp/showbiz/35073313.html）
10) Blennow K, Hardy J, Zetterberg H : The neuropathology and neurobiology of traumatic brain injury. Neuron, 76 : 886-899, 2012.
11) Blennow K, Brody DL, Kochanek PM, et al. : Traumatic brain injuries. Nat Rev Dis Primers, 2 : 16084, 2016.
12) Fujii D, Ahmed I : Psychotic disorder following traumatic brain injury : A conceptual framework. Cogn Neuropsychiatry, 7 : 41-62, 2002.
13) Sachdev P : Schizophrenia-like psychosis following traumatic brain injury. J Neuropsychiatry Clin Neurosci, 13 : 533-534, 2001.
14) 大東祥孝：頭部外傷後精神病性障害（PDFTBI）と側頭極損傷―妄想知覚の発現機序仮説にむけて―. 精神経誌, 111 : 452-459, 2009.
15) 早川裕子, 三村　將：注意障害のリハビリテーション―臨床的立場から―. BRAIN MEDICAL, 20 : 321-326, 2008.

16) 三村　将：記憶障害のリハビリテーション．脳血管障害と神経心理学第2版(平山惠造, 田川皓一, 編)．医学書院, 東京, pp.520-526, 2013.
17) 三村　将：前頭葉機能障害のリハビリテーション．老精医誌, 15：737-747, 2004.
18) Roiser JP, Sahakian BJ：Hot and cold cognition in depression. CNS Spectr, 18：139-149, 2013.
19) 三村　将：前頭葉と精神症状に対するアプローチ．高次脳機能研究, 28：257-266, 2008.
20) 三村　将：社会的行動障害への介入法—精神医学的観点からの整理．高次脳機能研究, 29：26-33, 2009.
21) 三村　将：前頭葉眼窩部とモラル．臨床神経学, 50：1007-1009, 2010.
22) 船山道隆, 三村　将：前頭葉眼窩部とモラル．Brain Nerve, 64：1121-1129, 2012.
23) 三村　将：前頭葉の臨床神経心理学．高次脳機能研究, 36：163-169, 2016.
24) Nakagawa A, Mitsuda D, Sado M, et al.：Effectiveness of supplementary cognitive-behavioral therapy for pharmacotherapy-resistant depression：A randomized controlled trial. J. Clin. Psychiatry, 2017 [Epub ahead of print]
25) Gallagher M, McLeod HJ, McMillan TM：A systematic review of recommended modifications of CBT for people with cognitive impairments following brain injury. Neuropsychol Rehabil, 22：1-21, 2016.
26) Potter SD, Brown RG, Fleminger S：Randomised, waiting list controlled trial of cognitive-behavioural therapy for persistent postconcussional symptoms after predominantly mild-moderate traumatic brain injury. J Neurol Neurosurg Psychiatry, 87：1075-1083, 2016.
27) 上田幸彦：リハビリテーションにおける認知行動療法的アプローチ—技術訓練と個人心理療法と構造化されたグループカウンセリングの統合．風間書房, 東京, 2011.
28) Walker AJ, Nott MT, Doyle M, et al.：Effectiveness of a group anger management programme after severe traumatic brain injury. Brain Inj, 24：517-524, 2010.

第Ⅱ章
頭部外傷とは

1. 頭部外傷の疫学

2. 頭部外傷の原因

3. 頭部外傷の画像所見

4. 脳外傷による高次脳機能障害と
   MTBI（軽度脳外傷）後の脳振盪後症候群

5. 頭部外傷の神経病理

6. 反復性軽度頭部外傷によって引き起こされる
   遅発性の病態：慢性外傷性脳症（CTE）

第Ⅱ章 頭部外傷とは

頭部外傷の疫学

独立行政法人労働者健康安全機構九州労災病院門司メディカルセンター　蜂須賀研二

臨床に役立つ ワンポイント・アドバイス
One-point Advice

我が国の救急医療の現場では頭部外傷の用語がしばしば用いられているが，欧米では外傷性脳損傷（TBI）の用語が用いられるようになった。The Demographics and Clinical Assessment Working GroupによりTBIは「外力に起因する脳機能の変化，あるいは脳病変の他の証拠」と定義された[1]。臨床症状のみではなく，今後は客観的な病変の証拠を捉えることが重要となる。TBIに関しては多くの疫学報告があるが，用いる定義，対象者，サンプリング方法，研究目的により，得られた数値は異なる。米国疾病予防管理センターによれば，TBIの年間発症数は全米で280万人であり，女性よりも男性の受傷が多く，年齢別原因別では高齢者の転倒・転落がもっとも多かった。

はじめに

頭部外傷は，身体に外力が作用し頭部の皮膚，頭蓋骨，脳に生じる損傷の総称である。我が国の脳神経外科や救急医療の領域ではこの用語が広く用いられているが，高次脳機能障害（higher brain dysfunction：HBD）の病態やその後の日常生活の制限や社会生活の制約に配慮すると，脳損傷が病態の主体なので外傷性脳損傷（traumatic brain injury：TBI）と捉える方が合理的である。ここでは名称として頭部外傷が用いられているものを除き，TBIの用語を用いることにする。

KeyWord
＊頭部外傷

頭部外傷は，身体に外力が作用し頭部の皮膚，頭蓋骨，脳に生じる損傷の総称である。

KeyWord
＊高次脳機能障害

行政的な定義では，脳病変があり記憶障害，注意障害，遂行機能障害，社会的行動障害などを生じて日常生活または社会生活に何らかの制約があるものを指す。

> **KeyWord**
> ＊外傷性脳損傷
> 外力に起因する脳機能の変化（意識消失，逆行性健忘，神経学的症状，精神状態），または脳病変の証拠（MRI，その他のbiomarker）により規定される。

　世界保健機構（WHO）は，TBIは2020年までに多くの疾病を凌いで死亡や障害の主要な原因となると述べている[2]。TBIは世界中で毎年1千万人以上が受傷し，死亡や入院を余儀なくされ，一命をとりとめてもHBDを生じることが多い。重度の場合は，意識障害，精神障害，身体障害が残存する。一方，労働災害によるTBIに対しては作業環境の整備や作業手順の改善，交通事故によるTBIに対しては道路整備や法改正，シートベルトやエアバッグなどの安全装置，自動ブレーキなどの運転支援装置により予防できる可能性もある。そこで，TBIの疫学に関して，我が国や諸外国の状況を概説する。

I. 我が国のデータ

① 人口動態統計月報年計

　厚生労働省がホームページに掲載している「平成27年人口動態統計月報年計（概数）の概況」によれば[3]，不慮の事故による死亡は38,195人であり，この中で交通事故は5,544人，転倒・転落は7,457人で，合計13,001人である。不慮の事故の年齢別（5歳区切り）死因順位は，15～24歳では2位，10～14歳および25～34歳では第3位であり，社会的にも重大な問題である。この人口動態統計は全国を網羅し長年のデータ蓄積があるが，TBIを特定できず生存者数が不明なのが欠点である。

② 日本外傷データバンク

　日本外傷データバンクは2003年に開始され，日本救急医学会と日本外傷学会が支援する日本外傷診療研究機構が中心となり運営している。2016年の日本外傷データバンク報告（2011～2015年）によれば[4]，代表的な急性期病

【表1】受傷機転別の患者数と割合

受傷機転	患者数（人）	受傷機転別患者数の割合（％）
交通事故	55,047	34.3
転倒	43,355	27.0
墜落・転落	32,515	20.3
記載なし	6,486	4.0
その他の鋭的, 鈍的損傷	5,172	3.2
刺創・切創	4,179	2.6
火炎・熱傷	3,526	2.2
スポーツ中の事故	3,105	1.9
重量物による狭圧	2,013	1.3
機械による外傷	1,789	1.1
その他の車両事故	1,425	0.9
落下物・飛来物	1,205	0.8
爆発	294	0.2
杙創（刺杭創）	150	0.1
銃創	33	0.0

（日本外傷診療研究機構：Japan Trauma Data Bank Report 2016（2011-2015）.http://www.jtcr-jatec.org/traumabank/dataroom/data/JTDB2016.pdf より転載）

院256施設が参加して5年間に269,123人の患者を登録し分析した結果，主な受傷原因は交通事故，転倒，墜落・転落であった（**表1**）。頭部外傷は56,294人であり下肢外傷に次いで2番目に多く（**図1**），Abbreviated Injury Scale（AIS）3～5（重症～瀕死）が大半を占めていた（**図2**）。受傷状況や治療に関して詳細な分析がなされているが，軽症患者は一部しか登録されていないので，全体像は把握できない。

❸ 日本頭部外傷データバンク

1996年に東京慈恵会医科大学中村，千葉大学山浦，久留米大学重森らが中心となり日本頭部外傷データバンクが設立され，1997年から頭部外傷を登録し分析するパイロッ

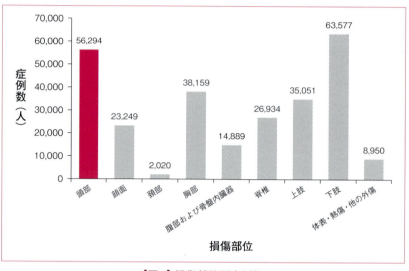

【図1】損傷部位別症例数

(日本外傷診療研究機構：Japan Trauma Data Bank Report 2016（2011-2015）.http://www.jtcr-jatec.org/traumabank/dataroom/data/JTDB2016.pdf より転載)

図2
AIS 1：軽症
AIS 2：中等症
AIS 3：重症
AIS 4：重篤
AIS 5：瀕死
AIS 6：即死

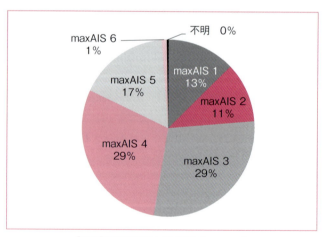

【図2】頭部損傷と重症度（maxAIS）

(日本外傷診療研究機構：Japan Trauma Data Bank Report 2016（2011-2015）.http://www.jtcr-jatec.org/traumabank/dataroom/data/JTDB2016.pdf より転載)

ト研究が開始された[5]。その後3回の登録プロジェクト（P1998，P2004，P2009）が実施され，現在P2015が進行中である。

P2009では，脳外科医が頭部外傷の治療を担当する2次救急医療機関や救命救急センター22施設が参加した[6]。対象は頭部外傷のために搬送され，Glasgow Coma Scale（GCS）8以下または経過中に8以下に悪化した症例と脳神経外科手術を施行した症例であり，登録は2009年7月1日〜2011年6月30日の2年間で予後調査期間は原則として6ヵ月とした。

登録症例は1,091人であり，重症例（GCS 3〜8）の占める割合は年齢調整をするとP1998よりも有意に減少していた。前回のプロジェクトと条件を揃えるために6歳以上でGCS 8以下の重症例に限定すると，該当症例は753人であった。3プロジェクトごとの年齢分布を見ると，10〜29歳と60〜79歳の2つのピークが存在し，若年ピークでは後になるほど若年患者が減少し，高齢ピークでは後になるほど高齢患者が増加した（図3）。登録症例数は減少傾向にあり，受傷原因も交通事故が減少し転倒・転落が増加した（図4）。これらの変化は超高齢化社会の到来と，交通安全の取り組みによる交通事故の減少によるものであろう。脳損傷のタイプとしては，びまん性損傷が減少し，占拠性病変が増加した（図5）。Glasgow Coma Outcome Scaleを用いた退院時の転帰は，回復良好および中等度障害は1/3であり，重度障害および死亡が2/3を占めた（図6）[7]。その他の病態や治療法に関しても多くの観点から多数の解析がなされており，詳細は「頭部外傷データバンク【プロジェクト2009】特集号」（神経外傷36巻1号，2013）に掲載されている。

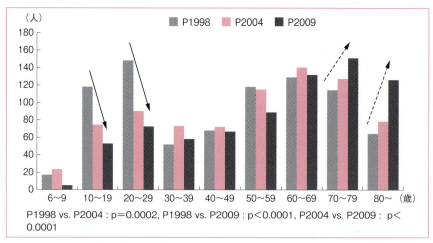

【図3】3プロジェクトの年齢別登録患者数の推移

登録患者の年齢中央値は3プロジェクトを通じておよそ5年ごとに増加した。10～19歳および20～29歳群の患者数は急速に減少し、70～79歳および80歳以上の群は有意に増加した。
(鈴木倫保, 小野純一, 小川武希, ほか：日本頭部外傷データバンク―過去・現在…そして未来―. 脳外誌, 23：934-941, 2014 より転載)

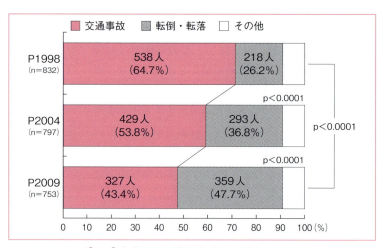

【図4】傷害原因別登録患者数と割合の推移

交通事故が減少し、転倒・転落が有意に増加した。
(鈴木倫保, 小野純一, 小川武希, ほか：日本頭部外傷データバンク―過去・現在…そして未来―. 脳外誌, 23：934-941, 2014 より転載)

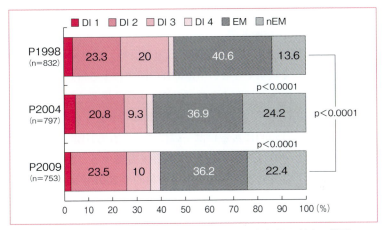

【図5】外傷昏睡データバンクCT分類別登録患者数と割合の推移

DI 1：びまん性損傷1（明らかな病変なし），DI 2：びまん性損傷2，DI 3：びまん性損傷3（脳腫脹），DI 4：びまん性損傷4（偏位），EM：外科的に摘出された占拠性病変，nEM：外科的に摘出されなかった占拠性病変
占拠性病変は有意に増加した．
（鈴木倫保，小野純一，小川武希，ほか：日本頭部外傷データバンク―過去・現在…そして未来―. 脳外誌, 23：934-941, 2014より転載）

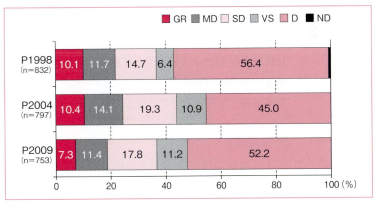

【図6】プロジェクト研究における退院時転帰

Glasgow Outcome Scale（GR：回復良好，MD：中等度障害，SD：重度障害，VS：植物状態，D：死亡，ND：記載なし）
（小野純一，藤川　厚，宮田昭宏：頭部外傷データバンクProject研究から見た重症頭部外傷の最近の動向. 日本医事新報, 4656：23-28, 2013より転載）

❹ 高次脳機能障害（HBD）の発症率

1）診断基準

　HBDは，医学的には運動麻痺，感覚障害，認知症などで説明できない中枢神経の障害による言語，認知，動作の障害のことであり，失語，失行，失認，記憶障害，遂行機能障害，注意障害，精神情動障害などを含んでいる。一方，行政的にあるいは一般に用いられるHBDはTBI患者が呈する特徴的な認知行動障害を意味する。この理由は，厚生労働省がTBI患者救済の目的で2001年より開始した高次脳機能障害支援モデル事業，さらに2006年から引き継いだ支援普及事業が全国に波及し，HBD研究班が策定した診断基準[8]が定着したためである。

　HBDの主要症状は，記憶障害，注意障害，遂行機能障害，社会的行動障害（対人技能拙劣，固執，依存・退行，感情コントロール低下，意欲・発動性低下のいずれかを含む）である。日常生活または社会生活に何らかの制約があり，その主たる原因が上記の障害であり，脳の器質的病変の存在が確認されているものをHBDと診断することにした[8]。なお，先天性疾患，周産期における脳損傷，発達障害，進行性疾患は除外するので，脳性麻痺，精神遅滞，学習障害，アルツハイマー病などは含まれない。また，失語症や半側空間無視も主要4障害ではないので，HBDには含まれない。

2）原因疾患

　上記診断基準に該当する病態を生じる疾患としてTBIが代表的である。TBIでは前頭葉や側頭葉に傷害を有する症例が多く，前頭葉内側部，前頭葉眼窩部，前頭葉背外側部を経由するネットワークの障害や，白質，基底核部，脳梁，脳幹部などに微少出血を伴うこともある。びまん性軸索損傷では広範囲に軸索断裂を生じる。これらの病態によ

り典型的なHBDを呈する。

　脳血管障害ではくも膜下出血，特に前交通動脈分岐部から前大脳動脈にかけての動脈瘤破裂では前頭葉症状が主体となり診断基準に合致する。その他に低酸素脳症，ヘルペス脳炎，脳腫瘍，脳腫瘍術後，放射線脳症，ウェルニッケ脳症などもHBDを生じる。

3) 発症率・有病率

　HBDの発症率や有病率を知ることは，提供すべき医療福祉の規模や体制整備の観点から重要ではあるが，正確な数値を求めることは極めて困難である。まず，対象疾患が多彩，判定の時期や方法，それ以外の症状（心的外傷後ストレス障害，神経症性障害，認知症，失語症，失行・失認，うつ状態）との鑑別，小児や高齢者の困難さなどの問題がある。

4) HBDの調査

　地域住民を対象とした頭部外傷調査には高村らが熊本県内で実施した先駆的研究があり[9]，頭部外傷の発症率は1年間に27人/10万人・年であり，回復良好67.3％，障害中等度11.3％，障害重度5.7％，遷延性植物状態1.0％，死亡12.8％であった。HBDの記載はないが，回復良好の一部と中等度・重度障害の者（およそ20〜30％）と仮定すると，5〜8人/10万人・年となる可能性がある。

　HBD発症率は，2001年度に大阪府が実施した調査では1年間に15.1人/10万人・年，長崎県が2004年に実施した調査では10.9人/10万人・年であった。2007年に東京都高次脳機能障害者実態調査検討委員会が実施した東京都内の調査では，1年間に3,010人の発症があり，HBD総数は累積すると49,508人と推定した[10]。発症数を当時の東京

都の人口で除すると23.6人/10万人・年であり，累積数をもとに全国の総患者数を推定すると49万5千人となる。この東京都の報告は十分な症例を収集しているが，高齢者が多く脳血管障害が主体であり，失語症が40.4％を占めていることから，HBD研究班の診断基準からは逸脱している症例が含まれている可能性がある。一方，HBD研究班では大阪府と広島県の調査をもとにして，全国のHBD患者数を約27万人，その中で18歳以上65歳未満の年齢層に区切れば約7万人と推定した[8]。

5）福岡県におけるHBD発症率調査[11]

HBD診断基準に準拠した発症率を求めるために，2007～2008年にかけてweb登録調査と診断書調査を実施した。リハビリテーション（以下，リハ）対象となる中等度障害者を対象として，福岡県内全回復期リハ病院，総合病院でリハ科と脳外科や神経内科あるいは精神科のある県内全病院にweb登録を依頼した。選択基準は，年齢が6～69歳であり，発症が2007年6月～2008年5月まで，発症から2～4ヵ月の時点で，研究班のHBD診断基準を満たす者とした。HBDがないか極めて軽度（日常生活や社会生活に支障がない）の者あるいは意識障害がある者は含めないことにした。また，北九州市内の重度障害を対象として，身体障害者手帳および精神障害者保健福祉手帳の診断書をもとに，受傷日が上記範囲内でありHBDがあったと判定できる患者を抽出した。なお，web調査と受傷年月日，生年月，性別が同一であれば，web調査登録済みと判断して除外した。web調査では，重複1名，片麻痺＋失語症の12名を削除し，114名（男性84名，女性30名，年齢47.7±17.0歳）を採用し，中等度障害の発症率は2.3人/10万人・年であった。原因疾患はTBI 40.4％，脳血管障害45.6％，

その他14％であり，HBDの主要症状は記憶障害88％，注意障害71％，遂行機能障害71％，社会的行動障害64％，その他の症状は4.4～36.8％であり，HBD研究班の報告した障害像とほぼ一致した。診断書調査からは89名が抽出されたが，年齢が70歳以上の41名，web調査と重複した7名を除外して，最終的に41名（男性28名，女性13名，年齢53.6±13.8歳）を採用し，重度障害の発症率は4.1人/10万人・年と推定できた。したがって，年齢が6～69歳である中等度・重度HBDの発症率は6.4人/10万人・年と推定した。

II．海外のデータ

米国疾病予防管理センター（CDC）の2017年報告によれば[12]，2013年に受傷したTBIは280万人（発症率895.9人/10万人・年）であり，その内訳は246万人が救急外来を受診，28万人が入院し，6万人が死亡であった。年齢別に見ると，75歳以上が10万人につき2,232.2人ともっとも多く，次に0～4歳1,591.5人，15～24歳1,080.7人であった。男性は女性よりも発症率は高く，原因別に見ると発症率（年齢調整後，10万人・年）は転倒・転落413.2人，傷害142.1人，交通事故121.7人であった。救急外来受診（年齢調整後，10万人・年）は2007年534.4人が2013年787.1人へと増加し，入院（年齢調整後，10万人・年）も2007年356.9人が2013年454.4人と増加したが，死亡（年齢調整後，10万人・年）は2007年17.9人から2013年17.0人へとわずかに減少した。TBIに関連した救急外来受診および入院の増加は高齢者の転倒・転落の占める割合が大きく，高齢者の転倒・転落の予防に一層の取り組みが必要と指摘した。

米国におけるHBD発症率は不明であるが，CDCが2002年に実施した12州の住民調査結果によれば[13]，入院を要するTBI発症率は79.0人/10万人・年であり，17％が退院時にリハ介入を要したとの記載があるので，これをHBDと仮定すると13.4人/人口10万人になる。

Andelicらはオスロの一次外傷病院の調査により，TBI発症率を83.3人/10万人・年と推定した[14]。HBDの人数は不明であるが，地域病院や施設に転床した者と仮定すると27.5人/人口10万人になる。

NguyenらはTBI発症率に関する論文4,954件を集め，選定基準に合致する82論文を抽出しメタ解析を実施した[15]。TBI発症率は年齢や国により大きく異なるが，全年齢におけるTBI発症率は349人/10万・年（95％信頼区間[96.20, 266.27]）であった。大部分のTBIは軽症であり，男性に多かった。

一方，HBDと近い障害概念にlong-term disability（長期障害）がある。Selassiらは2003年にTBIで急性期病院に入院した288,009人に対し，退院12ヵ月後に調査を実施して43.3％に長期障害を認めた[16]。この研究では，長期障害を日常生活の制限，受傷後症状（被刺激性，感情コントロールを含む），認知機能の愁訴，メンタルヘルスのいずれかに問題を有する者とした。

まとめ

我が国のTBI発症数は，日本外傷データバンク報告によれば2011〜2015年に56,294人，日本頭部外傷データバンクのP2009によれば2年間に1,091人である。これらの報告には障害が軽度の患者は一部しか含まれていないので，実際のTBI全発症数はこれらの数値の4〜10倍となるかもしれない。米国ではTBI発症数は年間280万人であ

り，発症率は895.9人/10万人・年となり，世界中の報告のメタ解析では349人/10万・年である．

受傷者の多くは軽症であり，男性が多かった．日本や米国では交通事故によるTBIは減少し高齢者の転倒・転落が増加していた．今後は，スポーツ外傷によるTBI，軽度TBI，長期障害に関する研究が必要である．

文 献

1) Menon DK, Schwab K, Wright DW, et al. : Demographics and Clinical Assessment Working Group of the International and Interagency Initiative toward Common Data Elements for Research on Traumatic Brain Injury and Psychological Health : Position statement : definition of traumatic brain injury. Arch Phys Med Rehabil, 91（11）: 1637-1640, 2010.
2) Hyder AA, Wunderlich CA, Puvanachandra P, et al. : The impact of traumatic brain injuries : A global perspective. NeuroRehabilitation, 22 : 341-353, 2007.
3) 厚生労働省：平成27年人口動態統計月報年計（概数）の概況．http://www.mhlw.go.jp/toukei/saikin/hw/jinkou/geppo/nengai15/index.html（2017年3月21日参照）．
4) 日本外傷診療研究機構：Japan Trauma Data Bank Report 2016（2011-2015）．http://www.jtcr-jatec.org/traumabank/dataroom/data/JTDB2016.pdf（2017年3月21日参照）．
5) 鈴木倫保，小野純一，小川武希，ほか：日本頭部外傷データバンク─過去・現在…そして未来─．脳外誌, 23 : 934-941, 2014.
6) 小川武希，小野純一：頭部外傷データバンク【プロジェクト2009】の概略．神経外傷, 36 : 1-9, 2013.
7) 小野純一，藤川　厚，宮田昭宏：頭部外傷データバンクProject研究から見た重症頭部外傷の最近の動向．日本医事新報, 4656 : 23-28, 2013.
8) 中島八十一，寺島　彰，編：高次能機能障害ハンドブック─診断・評価から自立支援まで．医学書院, 東京, pp.1-20, 2006.
9) 高村政志，丸林　徹，三原洋祐，ほか：熊本県頭部外傷データバンク─これまでの経過とこれからの課題─．神経外傷, 21 : 118-

124, 1998.
10) 東京都高次脳機能障害者実態調査検討委員会：高次脳機能障害者実態調査報告書概要版. 東京都福祉保健局, 2008.
11) 蜂須賀研二, 加藤徳明, 岩永　勝, ほか：日本の高次脳機能障害者の発症数. 高次脳機能研究, 31：143-150, 2011.
12) Taylor CA, Bell JM, Breiding MJ, et al.：Traumatic brain injury-related emergency department visits, hospitalizations, and deaths—United States, 2007 and 2013. MMWR Surveill Summ, 66：1-16, 2017.
13) Centers for Disease Control and Prevention (CDC)：Incidence rates of hospitalization related to traumatic brain injury—12 states, 2002. MMWR Morb Mortal Wkly Rep, 55：201-204, 2006.
14) Andelic N, Sigurdardottir S, Brunborg C, et al.：Incidence of hospital-treated traumatic brain injury in the Oslo population. Neuroepidemiology, 30：120-128, 2008.
15) Nguyen R, Fiest KM, McChesney J, et al.：The international incidence of traumatic brain injury：a systematic review and meta-analysis. Can J Neurol Sci, 43：774-785, 2016.
16) Selassie AW, Zaloshnja E, Langlois JA, et al.：Incidence of long-term disability following traumatic brain injury hospitalization, United States, 2003. J Head Trauma Rehabil, 23：123-131, 2008.

第Ⅱ章 頭部外傷とは

頭部外傷の原因

神奈川県総合リハビリテーションセンター小児科　栗原　まな

> **臨床に役立つ ワンポイント・アドバイス**
> One-point Advice
>
> 　我が国における頭部外傷の動向は，重症例の減少，びまん性脳損傷の減少，占拠性病変の増加である．頭部外傷の原因をみると，飲酒運転の減少，シートベルト着用率の増加などによる交通事故の減少と，高齢化社会の到来による高齢者の転倒が増加している．交通事故の受傷者数は圧倒的に男性に多く，若年者と高齢者の2つにピークがある．事故の内訳では，歩行，バイク，自転車，四輪車の順に多い．
> 　受傷機転から脳損傷の特徴をみると，交通事故は脳に大きな外力が加わることが多く，特に回転加速度による剪断力（shearing injury）により障害像が複雑になりやすい．転倒・転落では交通事故に比べ脳損傷の程度は軽めのことが多い．虐待による頭部外傷の対象は乳幼児であるが，揺さぶりによるびまん性の脳損傷や繰り返し加えられる脳への外力が重症な脳損傷を生じさせる．中学校体育授業での剣道・柔道の義務化により近年スポーツ頭部外傷が注目されてきている．

Ⅰ．概論

　厚生労働省統計によると，2015年における我が国の不慮の事故による死亡は38,306人（人口10万対31.1）で全死亡の3.0％を占めている．そのうち交通事故は人口10万対4.6，転倒・転落6.3などであり，そのうちのかなりの例が頭部外傷による死亡である．本節では日本外傷データバンクから使用許諾をいただいたデータおよび自験データを用

KeyWord
＊交通事故
交通事故対策により受傷者数は年々減少しているが，頭部外傷は若年者と高齢者に多い．

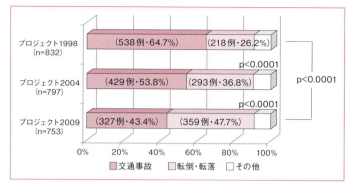

【図1】頭部外傷の原因の変遷（年齢調整例）
交通事故が減少し，転倒・転落が増加している。
（日本外傷データバンク・プロジェクト1998，2004，2009のデータをもとに作成）

いて，頭部外傷の原因について述べてみたい。

　我が国における頭部外傷の動向について日本外傷データバンク・プロジェクト1998，2004，2009のデータを比較すると[1]，重症例の減少，びまん性脳損傷の減少，占拠性病変の増加が認められる。頭部外傷の原因では，交通事故の減少と転倒・転落の増加が有意に認められる（図1）。交通事故の減少は飲酒運転の減少，シートベルト着用率の増加などが功を奏していると思われる。登録症例の平均年齢はプロジェクト1998が47.4歳，プロジェクト2004が51.7歳，プロジェクト2009が57.0歳と上昇しており，特に10〜30歳例の減少と70歳以上例の増加が著明である。高齢化社会の到来により交通事故・高所転落などの高エネルギー外傷が減少し，転倒が増加している。

　最新のデータであるプロジェクト2009の結果を紹介する[2,3]。年齢・性別受傷者数では高齢になるにつれて増加している。男性は女性の2倍以上の数で若年者と高齢者にピークがある。女性は高齢者にピークがある（図2）。受傷機転では，交通事故438例，交通事故以外653例と交通事

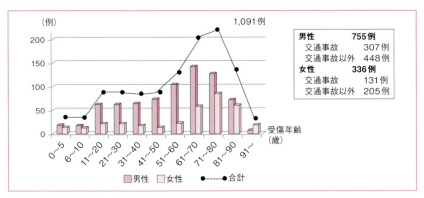

【図2】年齢・性別の頭部外傷受傷者数
高齢者にピークがある。
(日本外傷データバンク・プロジェクト2009のデータをもとに作成)

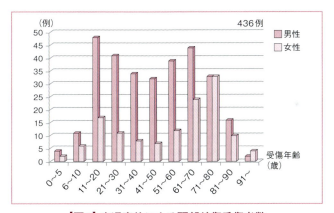

【図3】交通事故による頭部外傷受傷者数
男性に多い。男性では若年者と高齢者に，女性では高齢者にピークがある。
(日本外傷データバンク・プロジェクト2009のデータをもとに作成)

故以外のほうが多い．交通事故は圧倒的に男性に多い（図3）．受傷年齢が6歳以上で，搬入時のGlasgow Coma Scale（GCS）が8以下の重症頭部外傷325例における統計では，事故の内訳は，歩行，バイク，自転車，四輪車の順に多い（図4）．アルコールを飲酒していた例は四輪車15％，バイ

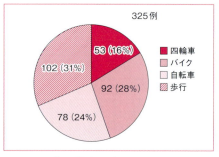

【図4】交通事故の内訳
歩行，バイク，自転車，四輪車の順に多い。
（日本外傷データバンク・プロジェクト
2009のデータをもとに作成）

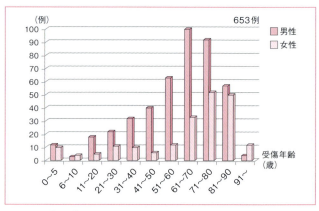

【図5】交通事故以外による頭部外傷受傷者数
男性に多い。高齢者にピークがある。
（日本外傷データバンク・プロジェクト2009のデータをもとに作成）

ク11％，自転車24％，歩行28％である．交通事故以外の受傷者数は年齢が高くなるにつれて増加しており，転倒・転落が主である（図5）．

Ⅱ. 受傷機転からみた脳損傷の特徴

いずれの受傷機転でも受傷時の頭部への衝撃が強ければ脳損傷が高度になるのは当たり前であるが，脳損傷には受傷機転によって特徴がある。頭部外傷の原因として多い交通事故，転倒・転落，虐待，スポーツについて脳損傷の特徴を簡単に述べてみたい。参考のために，自験例のなかから各受傷機転の代表的な頭部画像を提示する。

❶ 交通事故

受傷の内訳（四輪車，バイク，自転車，歩行）および事故状況により脳損傷の程度に差はあるが，交通事故による脳損傷では脳に大きな外力，特に回転加速度による剪断力（shearing injury）がかかることが多い。打撲部直下に生じる直撃損傷（coup injury）と打撲部の対極に生じる対側損傷（contre coup injury）に加え，剪断力によるびまん性軸索損傷が加わる形をとり，脳損傷像は複雑で広範囲にわたることが少なくない（症例1，図6参照）。

> **KeyWord**
> ＊剪断力
> 急激な回転加速度がかかった時に生じる脳のひずみ。高次脳機能障害と関連する。

❷ 転倒・転落

就労年齢の者がビルなどの高所から転落して脳損傷を生じる場合には，交通事故と同様に脳に大きな外力が加わるが，転倒・転落の大半は高齢者でみられる転倒や階段などからの転落である。したがって脳に加わる外力は交通事故の場合よりも軽度のことが多く，びまん性脳損傷より局所性脳損傷が多く，脳損傷の程度も軽めで複雑でないことが多い（症例2，図7参照）。

> **KeyWord**
> ＊転倒・転落
> 高齢者に多くみられ，近年増加している。

❸ 虐待

虐待による頭部外傷の対象は乳幼児である。頭部を叩く，

> **KeyWord**
> ＊虐待
> 乳幼児の頭部外傷では重要である。重症の脳損傷が多い。

症例1：10歳時，軽自動車に接触し10mとばされ頭部外傷を受けた。びまん性軸索損傷の診断。GCS 4，低体温療法が行われた。17歳現在，四肢麻痺，中等度知的障害を残している。車いすは自走できるが，日常生活動作はすべての面で要介助，日常会話は可能である。

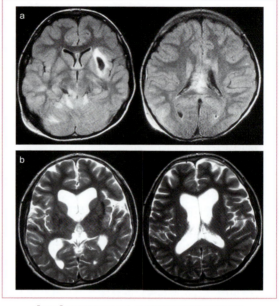

【図6】交通事故による頭部外傷例（症例1）
a：頭部MRI，FLAIR画像（受傷時），高輝度像が多発性に認められる。b：頭部MRI，T2強調画像（受傷7年後），大脳全体の萎縮が認められる。

壁などに叩きつけるなどの力であるため交通事故のように大きな外力はかからないが，繰り返し行われることにより幼若な脳に損傷が何重にも加わっていく。さらにshaking babyの用語で示される頭部の激しい揺さぶりは幼若な脳にびまん性の損傷を加える。虐待による頭部外傷は非常に高度の脳損傷を生じることが少なくない（症例3，図8参照）。

❹ スポーツ

中学校の体育授業における剣道・柔道の義務化に伴いスポーツによる頭部外傷が注目されてきている。「重症頭部外傷治療・管理のガイドライン」では2013年に発行され

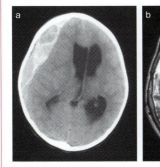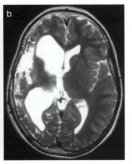

【図7】転落による頭部外傷例（症例2）
a：頭部CT画像（受傷時），右急性硬膜下血腫が認められる。b：頭部MRI，T2強調画像（受傷6年後），右大脳半球の広範な萎縮が認められる。

症例2：1歳6ヵ月時，ベビーカーが倒れ右側頭部をコンクリートにぶつけた。急性期意識障害はGCS 7。脳室ドレナージ，低体温療法が行われた。7歳現在，左片麻痺，中等度知的障害，てんかん（カルバマゼピン服用で発作はコントロールされている）があるが，歩行に大きな問題はない。小学校は特別支援学級に在籍しているが，日常生活はほぼ自立している。

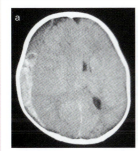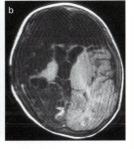

【図8】虐待による頭部外傷例（症例3）
a：頭部CT画像（受傷時），右急性硬膜下血腫と広範な脳腫脹が認められる。b：頭部MRI，T1強調画像（受傷3年後），広範な脳の液状化が認められる。

症例3：8ヵ月時，ぐったりしているという主訴で救急外来を受診。受傷機転に不審をいだかれ児童相談所に通報されたが，家族は体罰などを否定した。病院退院後は施設に保護された。3歳現在，四肢麻痺，最重度知的障害，難治性てんかんを有する寝たきりの最重度障害の状態である。

た第3版からスポーツ頭部外傷への対応の項が設けられた。スポーツ頭部外傷におけるキーワードは「脳振盪」と「セカンドインパクト症候群」である[4]。

柔道では脳振盪を繰り返し，急性硬膜下血腫を起こしやすい（症例4，図9参照）。日本スポーツ振興センターに寄せられた全国の中学校・高等学校の授業中および課外授業

症例4：13歳時，中学校のクラブ活動で柔道の練習中，大外刈りをかけられた際に後頭部を打撲し急性硬膜下血腫をきたした。GCS 3であった。開頭血腫除去術，減圧開頭術，低体温療法が行われた。第5病日に血管攣縮によると思われる右大脳半球の広範な虚血を生じた。16歳現在，左片麻痺，中等度知的障害を残しており，移動は車いす自走，日常生活動作は部分介助である。

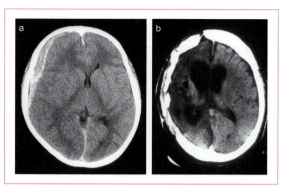

【図9】スポーツによる頭部外傷例（症例4）
a：頭部CT画像（受傷時），右急性硬膜下血腫が認められる。b：頭部CT画像（受傷7年後），右大脳半球に広範な外傷後変化が認められる。

中に生じた柔道に関するデータ[5]によると2006～2010年の5年間に84例の頭部外傷の報告（死亡24例，重症後遺症60例など）があり，男性が多い。死亡事故は初心者に起きやすく，死亡の70％は頭部外傷によると報告されている。

日本ラグビーフットボール協会のデータによると，ラグビーでは1996～2013年の8年間に204例の頭部外傷の報告があり，GCS12以下が65例，頭部外傷による死亡が15例である。急性硬膜下血腫47例（死亡8例），脳内出血13例（2例）などがみられ，タックルによるものが多い[6]。

さらにスキーについて新潟県上越沿線スキーエリアでの報告では，2004～2012年に30例（平均37歳，男性27例・女性3例）の頭部外傷の報告がある。急性硬膜下血腫が多い。上級者の場合が多く，受傷機転は衝突，転倒，ジャンプの順に多い。スキーよりスノーボードのほうが重症度が高く，スノーボードでは後頭部の損傷が主である[7]。

Ⅲ．受傷年齢からみた頭部外傷の特徴

　高齢者と小児では前記の記載以外に頭部外傷に特徴があるので次に簡単に述べてみたい．

❶ 高齢者

　頭部外傷データバンクによる65歳以上を対象とした2005年6月と2012年6月のOne Week Studyの比較[8]によると，受傷原因では転倒・転落の割合が優位に増加し，交通事故が減少している．またプロジェクト2009の集計（479例）では，交通事故128例，転倒・転落311例などであり，交通事故の内訳では自転車37例，歩行66例などである（図10）．

❷ 小児

　頭部外傷データバンク・プロジェクト2009による15歳以下の小児68例の集計[9]では，受傷原因は交通事故31例

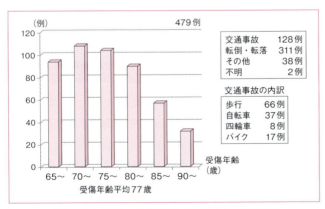

【図10】高齢者の頭部外傷受傷者数と受傷原因
転倒・転落が多い．
（頭部外傷データバンク・プロジェクト2009のデータをもとに作成）

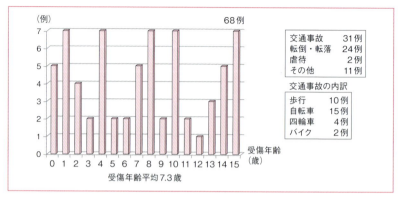

【図11】小児の頭部外傷受傷者数と受傷原因
交通事故，転倒・転落が多い．少数ではあるが虐待がある．
(頭部外傷データバンク・プロジェクト2009のデータをもとに作成)

(自転車15例，歩行10例など) と転倒・転落24例が多い．少数ではあるが虐待2例が存在する．交通事故，特に自転車乗車中の事故が多い (図11)．今後，自転車乗車中のヘルメット装着の義務化などにより受傷者数の減少が期待される．また小児に特有な虐待による頭部外傷に対しては虐待防止法による成果が期待されると述べられている．

IV. 自験例（小児例）のデータ

最近15年間に当院で入院リハビリテーションを行った小児例（頭部外傷受傷時16歳未満で受傷後1年以上が経過した例）の受傷原因に関するデータを提示する[10]．対象は入院リハビリテーションを行う必要があった重症の頭部外傷を受けた小児で，ごく少数例を除くと後遺症が残存している．対象は210例（男性145例・女性65例）で，受傷年齢は平均6歳9ヵ月，現在の年齢は平均15歳4ヵ月である．

受傷原因は交通事故151例，虐待29例，転落21例など

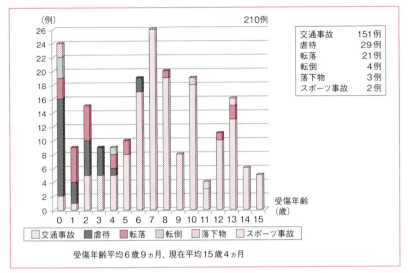

【図12】小児頭部外傷の受傷原因(神奈川リハ例)
7歳をピークに交通事故が最多であるが,乳幼児期の虐待も少なくない。

である(図12)。受傷原因のなかでもっとも多い交通事故を取り出して内訳を示す(図13)。受傷数は7歳をピークに三角形を示している。歩行中の事故がもっとも多く,いずれの年齢でもみられるが,学童期以降は自転車乗車中の事故が少なくない[11]。

虐待による頭部外傷を受傷した29例[12]の受傷時平均年齢は1歳8ヵ月と低年齢である。虐待者は実母が20例と圧倒的に多く,次いで実父4例と続くが,虐待者が特定できないものが3例ある(表1)。受傷機転は折檻で叩く4例,転落させる3例などだが,原因が特定できないものが18例と多い。虐待に関連する要因は22例にみられ,保護者側の要因には母が精神疾患,母が10歳台,再婚,母子家庭などがあり,子ども側の要因には早産未熟児,双胎,奇形・障害児が挙げられる(表2)。

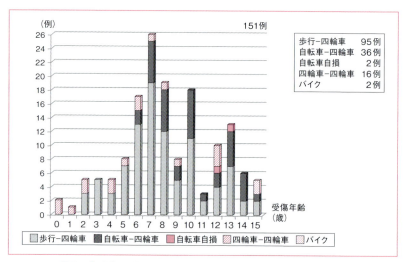

【図13】小児頭部外傷者の交通事故の内訳（神奈川リハ例）
歩行中の事故が多いが，学童期以降は自転車乗車中の事故が少なくない。

【表1】虐待者と受傷機転（神奈川リハ例）

虐待者	実母	20例
	実父	4例
	継母	1例
	継父	1例
	両親	1例
	不明	3例
受傷機転	折檻で叩く	4例
	階段・ビルから転落させる	3例
	車にぶつける	2例
	揺さぶる	2例
	放り投げる	1例
	不明	18例

【表2】虐待に至る要因（神奈川リハ例）

保護者側の要因	母が精神疾患	5例
	母が10歳台	3例
	再婚	3例
	母子家庭	3例
	母が未婚	2例
	母が被虐待児	1例
	母が薬物依存	1例
	外国籍で社会から孤立	1例
子ども側の要因	早産未熟児	5例
	双胎	3例
	奇形・障害児	3例

文　献

1) 鈴木倫保, 小野純一, 小川武希, ほか：日本頭部外傷データバンク―過去・現在…そして未来―. 脳外誌, 23：934-941, 2014.
2) 小川武希, 小野純一：頭部外傷データバンク【プロジェクト2009】の概略. 神経外傷, 36：1-9, 2013.
3) 小野純一, 藤川　厚, 宮田昭宏, ほか：重症頭部外傷における病態・転帰の最近の動向：頭部外傷データバンクにおける交通事故受傷例の検討. 神経外傷, 36：17-29, 2013.
4) 前田　剛, 吉野篤緒, 片山容一：重症頭部外傷ガイドライン2013アップデート. 脳外誌, 22：831-836, 2013.
5) 重森　裕, 内田　良, 榎本年孝, ほか：学生柔道における重症頭頸部外傷の特徴と予防対策の検討. 神経外傷, 35：106-111, 2012.
6) 佐藤晴彦：ラグビー競技における頭部事故と安全対策：日本ラグビーフットボール協会重症傷害報告書より. 神経外傷, 38：20-25, 2015.
7) 福田　修, 小山新弥, 黒田　敏：スキーにより器質的病変をともなった重症頭部外傷30例の検討：2004/05〜2012/13の9ウィンター・シーズンの検討. 神経外傷, 38：9-13, 2015.

8) 小野純一, 宮田昭宏, 藤川　厚, ほか：高齢者頭部外傷の最近の動向：頭部外傷データバンク One Week Study および Project Study の分析から. 神経外傷, 38：1-8, 2015.
9) 本多ゆみえ, 林　直一, 佐藤顕一郎, ほか：小児の重症頭部外傷の検討：頭部外傷データバンク【プロジェクト2009】の分析から. 神経外傷, 36：86-94, 2013.
10) 栗原まな：小児脳神経損傷後の回復. 脳外誌, 25：330-337, 2016.
11) 栗原まな：交通事故による小児の脳外傷：事故の実態から予防まで. 日本小児科学会雑誌, 118：1190-1201, 2014.
12) 栗原まな：被虐待児の長期予後に関する実態とその対応. 小児の脳神経, 40：275-286, 2015.

頭部外傷の画像所見

第Ⅱ章 頭部外傷とは

国家公務員共済組合連合会立川病院救急科　並木　淳

> **臨床に役立つ　ワンポイント・アドバイス**
> One-point Advice
>
> 　頭蓋内の血腫はCTで高吸収域を示し，脳挫傷は高吸収域と低吸収域が混在する所見を認める。頭蓋内血腫の傷病名は血腫が存在する場所と髄膜（硬膜，くも膜，軟膜の3層構造）との位置関係を表し，急性硬膜外血腫，急性硬膜下血腫，外傷性くも膜下出血，外傷性脳内血腫などの傷病名が用いられる。びまん性軸索損傷はCTで特徴的な所見を示さず，MRIで診断される。打撲部位と反対側の脳挫傷を生じる場合を反衝損傷（contrecoup injury）といい，特に後頭部の打撲で前頭葉や側頭葉に脳挫傷を生じることが多い。
> 　前頭葉脳挫傷に伴う高次脳機能障害として，自発性の低下や複雑な思考・行動・判断力が障害されるfrontal convexity syndromeと，脱抑制・不穏や社会性の欠如がみられるorbitofrontal syndromeがある。これらの高次脳機能障害が，意識障害の改善に従って時間の経過とともに改善した場合には，通過症候群と呼ばれる。

はじめに

　頭部外傷では，CTによる画像診断が重要で，その所見が頭部外傷の傷病名を示すことが多い。頭蓋内の血腫はCTで高吸収域（high density area：HDA）を示し（図1a, b, d），脳挫傷は高吸収域と低吸収域の混在する霜降り様あるいはsalt and pepperと呼ばれる所見を認める（図1c）。頭蓋内血腫の傷病名は急性硬膜外血腫など，血腫が存在す

> **Key Word**
> * salt and pepper
> 脳挫傷の典型的CT所見。出血の高吸収域と脳浮腫の低吸収域が混在する。

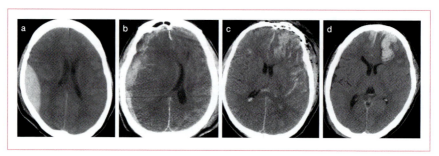

【図1】頭部外傷の頭部CT所見
頭蓋内の血腫は高吸収域を示す。脳挫傷では高吸収域と低吸収域が混在する。
a：急性硬膜外血腫，b：急性硬膜下血腫，c：脳挫傷，d：外傷性脳内血腫．

る場所と髄膜との位置関係を表す．すなわち，頭部外傷の傷病名を理解するためには，髄膜の解剖を知ることが重要である．

Ⅰ．頭部の解剖：頭蓋内の髄膜について

　頭蓋骨よりも内側を頭蓋内といい，脳が髄膜に包まれた状態で存在する．髄膜は外側から硬膜，くも膜，軟膜の3層構造となっている（図2）．

　脳は頭蓋骨に守られているが，頭蓋内では硬膜が，ある程度は脳を保護する役割を果たしている．したがって，出血が硬膜よりも外側に存在する硬膜外血腫か，内側に出ている硬膜下血腫かによって脳に対する影響が異なり，一般的には機能予後，生命予後ともに後者の方が不良である．くも膜は薄く弱い膜で，外力により容易に破綻する．くも膜よりも内側を脳脊髄液が満たしており，少量の脳表からの出血は，くも膜下腔に広がり外傷性くも膜下出血と呼ばれる所見を示す．出血量が多く，外力によりくも膜が破綻すれば出血は硬膜下に広がり硬膜下血腫となる．軟膜は脳

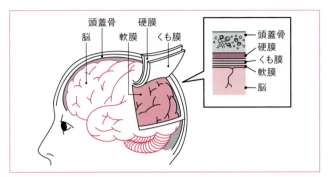

【図2】頭部の解剖

図2
脳は，硬膜・くも膜・軟膜の3層の髄膜に包まれた状態で存在する。

【表1】Gennarelli の頭部外傷分類

頭蓋骨骨折	局所脳損傷	びまん性脳損傷
頭蓋骨線状骨折	急性硬膜外血腫	脳振盪
頭蓋骨陥没骨折	急性硬膜下血腫	びまん性軸索損傷
頭蓋底骨折	脳挫傷	
	外傷性脳内血腫	

の表面そのもので，軟膜よりも内側の出血は外傷性脳内血腫，軟膜よりも外側の脳表の出血は外傷性くも膜下出血と呼ばれる。

Ⅱ．頭部外傷の損傷分類

　頭蓋骨および頭蓋内損傷の分類については，Gennarelli分類（表1）が用いられることが多い[1]。硬膜は頭蓋骨の内側にぴったり張り付いて存在しているので，急性硬膜外血腫では，頭蓋骨と硬膜の間の血腫が，びりびりと硬膜を剥がしながら増大するため，凸レンズ型の高吸収域となる（図1a）。一方，急性硬膜下血腫では，硬膜の内側の血腫は柔らかい脳の表面に広がって増大するため，三日月形の高吸収域となる（図1b）。霜降り様，あるいはsalt and

▶KeyWord
＊Gennarelli分類
頭部外傷の頭蓋骨および頭蓋内損傷に用いられる損傷分類。

【表2】びまん性軸索損傷のMRI所見

部位	大脳深部（脳梁，放線冠，側脳室周囲の深部白質，大脳基底核など） 脳幹背側（脳幹障害を認める最重症例）
所見	FLAIR・T2WI（T2強調画像）・DWI（拡散強調画像）で斑状～楔状の高信号（限局的浮腫性変化） T2*（T2スター）で点～斑状の明瞭な低信号（微小出血，ただし受傷数時間以内のオキシヘモグロビンは検出されない）

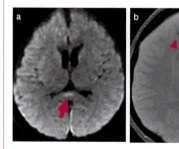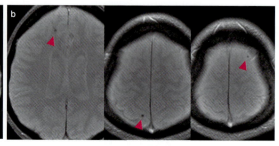

【図3】びまん性軸索損傷の頭部MRI所見
a：DWIで脳梁に限局的浮腫性変化を示す楔状の高信号を認める（矢印）。
b：T2*では，時間の経過した微小出血を示す点～斑状の明瞭な低信号を認める（矢頭）。

pepper（図1c）を呈する脳挫傷から出た出血が癒合して血腫を形成すると（図1d），外傷性脳内血腫と呼ばれる。

　頭蓋骨骨折と局所脳損傷は，頭部CT所見から診断されるが，びまん性脳損傷は頭部CTでは特徴的所見を認めない。脳振盪は，CTでは頭蓋内に異常はみられず，症状として一過性の脳機能障害（意識消失や健忘など）を認める。頭部MRIを施行すると，微小な脳損傷が認められることがある。びまん性軸索損傷は，CTでは明らかな異常を認めないか，所見があっても外傷性くも膜下出血などの非特異的所見を示し，臨床的にはCT所見では説明できない遷延する意識障害を呈する。MRIでは，大脳深部などに多発性の微小損傷を示す[1]（表2，図3）。

> **KeyWord**
> ＊びまん性軸索損傷
> 角加速度の外力により生じるびまん性の脳損傷。MRIで診断される。

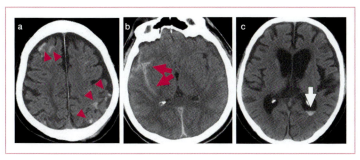

【図4】外傷性くも膜下出血と外傷性脳室内出血の頭部CT所見
a：脳溝に出血を認める（赤矢頭）外傷性くも膜下出血。
b：シルビウス裂に出血を認める（赤矢印）外傷性くも膜下出血。
c：左側脳室後角に出血のニボー（鏡面像）の所見（白矢印）を示す外傷性脳室内出血。

このほか，頭部CTでくも膜下腔（脳溝・シルビウス裂・脳槽）に線状〜帯状の出血を認めた場合には外傷性くも膜下出血（図4a, b）の診断名が，脳室内にニボー（鏡面像）を形成する高吸収域の所見は外傷性脳室内出血（図4c）の診断名が用いられる[1]。

Ⅲ．頭蓋内損傷をきたす外力の加わり方

　頭蓋内損傷をきたす外力は，転倒して頭部を打撲したような受傷機転の直線的加速（減速）と，強く頭部が回転した場合に加わる角加速度に大別される。直線的加速（減速）で生じた頭蓋内損傷では，打撲部位に一致して頭蓋骨に衝突した脳表を中心に脳挫傷が生じる場合を"直撃損傷"といい，前頭部の打撲では前頭葉の脳挫傷を生ずることが多い（図5a）[2]。一方，打撲部位と反対側の脳挫傷を生じる場合が"反衝損傷（contrecoup injury）"で，後頭部の打撲で多く，前頭葉や側頭葉に脳挫傷を生じる（図5b）。
　角加速度による脳損傷の典型例はヘルメット着用のオー

◆KeyWord
＊反衝損傷
打撲部位と反対側の脳挫傷を生じる損傷形態。後頭部の打撲で多い。

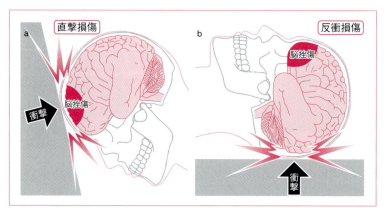

【図5】直線的加速/減速による直撃損傷と反衝損傷（contrecoup injury）
（並木 淳：頭部外傷発症のメカニズム．脳・神経・脊髄イラストレイテッド 病態生理とアセスメント．月刊ナーシング，29（5）：112-113, 2009より転載）

トバイ運転手が交通事故で側頭部を打撲した場合などにみられ，回転性の外力が加わることにより脳実質にひずみ（剪断力）が働き，神経細胞から伸びる柔らかな神経軸索が引きちぎられるように断裂することにより，広い範囲の脳損傷が生じる．特に，びまん性軸索損傷の発生メカニズムとして知られている．

Ⅳ．画像所見と臨床症状：前頭葉脳挫傷に伴う高次脳機能障害について

【症例1】自転車走行中に電柱に衝突して受傷した高齢男性
　頭部CTでは，右前頭葉を中心とした脳挫傷と外傷性脳内血腫の所見を示し（図6a～c），保存的に治療した．自発性の低下を示す受傷15日後の看護師の記録を，以下に抜粋する．
　⑴欲がなくなって，何でもどうでもよい，という状態．
　⑵食事をみても食べたいと思わない．義務的に食べている．

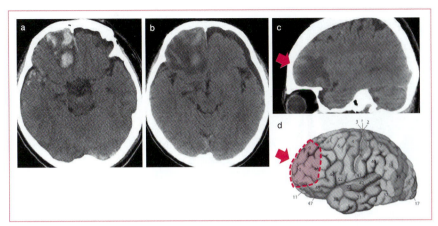

【図6】症例1の頭部CTと障害部位

a：受傷1日後のCTでは右前頭葉を中心に，右側頭葉の先端部に高吸収域と低吸収域の混在した脳挫傷の所見を認め，右前頭葉では外傷性脳内血腫を形成している。
b, c：受傷13日後のCT水平断（b）と矢状断（c）では，右前頭葉の血腫のdensityは低下して吸収傾向を示し，脳浮腫を示す低吸収域を認める（矢印）。
d：矢状断に対応したBrodmann areaでは，area 9・10を中心とした前頭葉穹窿部（矢印）に損傷を認める。

(3) 気分の落ち込みはない。

(4) もともといろいろ自分でできていたが，入院してからよくならない。

Brodmann area 9・10（図6d）を中心とした前頭葉穹窿部の障害によるfrontal convexity syndrome[3]と考えられ，自発性の低下や複雑な思考・行動・判断力が障害された症例である。

【症例2】飲酒後に後方へ転倒し後頭部を打撲した中年男性

頭部CTでは，右側優位に両側前頭葉の外傷性脳内血腫の所見を認め，緊急開頭血腫除去術と外減圧術（頭蓋骨をはずして脳浮腫を外に逃がす手術）が行われた（図7a, b）。受傷34日後の頭部MRIは，右前頭葉底部を中心とした脳挫傷の所見であった（図7c, d）。易怒性，不眠・不穏を示

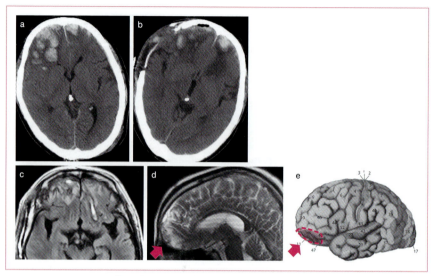

【図7】症例2の頭部CT・MRIと障害部位

a：受傷4時間後のCTで右側優位に両側前頭葉の外傷性脳内血腫の所見。
b：受傷7日後のCTでは，右外傷性脳内血腫は除去され，残存血腫は吸収傾向で，周囲には脳浮腫を示す低吸収域を認める。
c, d：受傷34日後のMRI水平断FLAIR（c）と矢状断T2WI（d）では，右前頭葉底部にhigh intensityを示す脳挫傷の所見（矢印）。
e：矢状断に対応したBrodmann areaでは，眼窩に面した前頭葉底部のarea 11（矢印）に損傷を認める。

す同日の看護師の記録を以下に示す．
　(1) 夜間覚醒し，ナースコール頻回にあり．表情険しく，訪室した看護師を蹴ろうとする．
　(2) 苛立ち，起き上がり手足をばたつかせる．表情とても険しい．消灯後より眼光鋭く落ち着きがなくなる．要件が伝わらないと，苛立ち著明となり，柵を蹴ったり間欠的に興奮する．
　(3) ナースコール頻回．同じ内容（トイレ，拘束）でこだわり，苛立つ．

　Orbitofrontal syndrome[3]を呈した症例で，眼窩に面した前頭葉底部のBrodmann area 11（図7e）を中心とした障

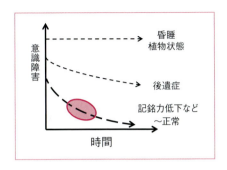

【図8】通過症候群の概念図
時間の経過とともに意識障害が改善するに従い，一過性に高次脳機能障害が出現することがある（赤円の範囲）．高次脳機能障害が時間の経過でさらに改善した場合に，通過症候群の診断名が後方視的に用いられる．

障害により，抑制がとれて感情の起伏が激しく，不穏症状や粗暴な言動などの社会的行動上の問題を生じる．不適切な言葉や，おかれた立場の判断に乏しく，情動をコントロールする高次脳機能が障害される．

時間の経過とともに意識障害が改善するに従い，症例1，2のような高次脳機能障害の症状が一時的に出現し，およそ数週間の経過で改善することがあり，この場合は通過症候群と呼ばれる（図8）．亜急性期にみられる一過性の高次脳機能障害で，脳挫傷に伴う脳浮腫の消退などにより脳機能の改善がみられるためと考えられている．

文　献

1) 並木　淳：救急白熱セミナー　頭部外傷実践マニュアル（堀　進悟，監修）．中外医学社，東京，2014.
2) 並木　淳：頭部外傷発症のメカニズム．脳・神経・脊髄イラストレイテッド　病態生理とアセスメント．月刊ナーシング，29(5)：112-113, 2009.
3) 後藤文男，天野隆弘：臨床のための神経機能解剖学．中外医学社，東京，1992.

第Ⅱ章　頭部外傷とは

脳外傷による高次脳機能障害と
MTBI（軽度脳外傷）後の脳振盪後症候群

河北リハビリテーション病院　　益澤　秀明

> **臨床に役立つ　ワンポイント・アドバイス**
> One-point Advice
>
> 　びまん性軸索損傷は「脳外傷による高次脳機能障害」を残す。程度に応じて自己洞察性が低下・消失することで障害症状を自己申告しない傾向となり見過ごされやすい。ときに痙性片麻痺や小脳失調を伴う。局在性脳損傷を併発しやすい。こうした諸症状は軽症や若年では経時的軽減傾向が明らかである。急性期脳画像は目立たないが、慢性期には非可逆性軸索損傷による脳実質減損により、全般性脳室拡大・脳萎縮をきたす。
> 　脳振盪から植物状態までの一連の病態はびまん性軸索損傷スペクトラムに属する。軽度脳振盪と脳振盪の一部を含む軽度脳外傷（MTBI）はその最軽度部分である。その軸索損傷の大半は可逆性であり、非可逆性損傷はあってもわずかで脳室拡大はない。一部症例は年余にわたって多彩な自覚症状を自己申告し続ける脳振盪後症候群に移行する。症状が一進一退で改善傾向がみられない点と自己洞察性が正常〜亢進している点で脳外傷による高次脳機能障害とは一線を画す。「心理的要因による高次脳機能障害」と判断される。

はじめに

　びまん性軸索損傷（diffuse axonal injury）が主体である"脳外傷による高次脳機能障害"と近年話題になっている"脳振盪後症候群（postconcussional syndrome）"を併せて解説し、それらの相違点を検討する。

I. びまん性軸索損傷と脳外傷による高次脳機能障害

❶ 我が国における高次脳機能障害

　大脳の器質的損傷に基づく精神症状を"高次脳機能障害"と呼ぶ習わしが以前から我が国独自の用語として定着していたが，2000年，マスメディアが交通事故被害者における神経心理学的後遺症を"見過ごされた後遺症""脳外傷による高次脳機能障害"と呼んだことから"高次脳機能障害"が注目されるようになった。見過ごされやすい理由として，①表面的には症状がひどいように見えず深刻さが伝わらない，②脳画像で明らかな異常が見つかりにくい，③脳損傷部位と症状との関連が解明されていない，などが挙げられた。器質性かどうかは棚上げされた。

　筆者はこれより以前，器質的脳損傷である「びまん性軸索損傷」で特徴的な後遺症状と脳画像所見を認めていたが[1～6]，その神経認知症状・認知情動障害が"脳外傷による高次脳機能障害"に他ならないことから，その診断的特徴を当時の自動車保険料率算定会（自算会）高次脳機能障害認定システム確立検討委員会で披露した[7]。

❷ びまん性軸索損傷の臨床像

　外傷直後からの意識障害が長引きときには死に至るような重症頭部外傷であるにもかかわらず頭蓋内出血や脳挫傷が目立たない一群がある。以前からびまん性大脳白質変性[8]，脳剪断損傷[9]，直撃型びまん性脳損傷[10]，白質剪断損傷[11]，びまん性剪断損傷[12]，広範性脳損傷[13]，びまん性脳損傷[14]，などの名称で報告されていたが，1982年に"びまん性軸索損傷"が病理診断名として確立した[15,16]。臨床においても，閉鎖性頭部外傷ではびまん性軸索損傷がほぼ共通して存在する病態とされるようになった[17]。

びまん性軸索損傷は受傷の瞬間に意識を失うことが特徴である[17〜19]。ごく短時間の脳振盪から数日〜数ヵ月に及ぶ意識障害（昏睡）や外傷後植物状態[20]まで含み，死亡もある。意識がやや低下・変容にとどまる場合は軽度脳振盪・亜脳振盪である。

こうした意識障害から抜け出した直後の錯乱状態を経て次第に軽減する精神・神経症状を残す。この精神症状が欧米では認知障害・認知行動障害・神経心理障害などとされるが，2000年以後の我が国では（脳外傷による）"高次脳機能障害"である。軽重はあるが特徴的な認知障害（記銘力・記憶・見当識障害，遂行機能障害など）と情動障害・社会行動障害（攻撃性，易怒，不機嫌，感情易変，脱抑制，幼稚性，羞恥心減退など）からなり，人格変化をきたし，家庭や社会復帰への適応が困難となる[13,14]。重度では人格の低下・崩壊に至る。神経症状である痙性片麻痺ないし左右差のある痙性四肢麻痺と，起立・歩行の不安定と構音障害からなる小脳失調症状を伴いやすい[1,21,22]。

びまん性軸索損傷がこうした高次脳機能障害を惹起する機序は脳ネットワーク機能の低下と想定され，きわめて緩徐に軸索が減少する健康高齢者脳との共通性が指摘されている[1,7,14,22〜26]。

❸ びまん性軸索損傷の脳画像所見

受傷当日〜急性期の脳画像は正常所見を示すことも多い[7,22〜25,27〜29]。脳表のくも膜下出血や小さな脳挫傷（局在性脳損傷）を伴いやすい[1,23]。中等症以上で目立つのは小血管の剪断損傷による出血で，脳内小出血（組織断裂出血[30]），深部くも膜下出血[31]，脳室出血[32]であり，いずれもびまん性軸索損傷に特徴的な所見である[25]（図1）。脳内小出血は傍矢状部白質[33〜35]・脳梁[1,5,24,35]・基底核[5,36,37]・

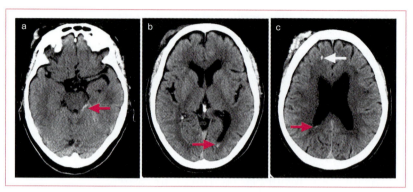

【図1】受傷当日のCT画像

71歳女性，階段転落し意識不明1日，錯乱と易怒性は1ヵ月以内に消退した．外傷後健忘症1.5ヵ月．右不全片麻痺残るも歩行可能．受傷当日のCTでは打撲による右前頭側頭部頭皮下出血創のほか，びまん性軸索損傷による頭蓋内出血が散在している．脳腫脹や正中構造変位はない．

a：左に偏した迂回槽出血（深部くも膜下出血）。b：脳室出血が左側脳室後角にニボーを形成している。c：脳室出血が右側脳室後方に（赤矢印），組織断裂出血が右前頭葉皮質下にある（白矢印）。第3脳室（非呈示）幅＝6.7mmであった。

　翌日のMRI（非呈示）では体動による画質低下があり，T2*で脳室出血の検出が困難であった。受傷当日にはCTのほうが小出血病変検出に優れている。MRIは亜急性期の浮腫には敏感な検査であるが急性期・意識錯乱期での検査には不向きである。3ヵ月後のCT画像（非呈示）では側脳室が拡大し第3脳室幅＝8.5mmと増大していた。

脳幹[38]・脳弓[22, 28]などに好発し，左右どちらかに偏りやすく[9]，対側の痙性片麻痺を伴う[2, 5]。出血は速やかに吸収されて浮腫性変化を示すこともあれば大出血に発展することもある[1, 5, 25, 39]。

　特徴的なのは慢性期の画像で数ヵ月で完成する全般性脳室拡大と脳表の脳萎縮であり，外力（∞意識障害）や高次脳機能障害の程度と強く関連する[1, 4, 40〜43]。脳室拡大の機序はすでにAdamsらが病理学的に解明しており[10]，著者も原図を引用しながら紹介した[25]。これが慢性期後遺症と関連する診断的特徴であることに気づいたきさつは以前に記した[44]。

　脳室拡大を判定するには慢性期画像（CT/MRIのT1強

調画像）を受傷当日の脳画像と並べて目視比較するのが簡便ながらみつけやすく，第3脳室横幅を測定する方法[23, 24, 45, 46]も簡便な定量法である。巷間慣用される側脳室前角のEvans比測定は気脳撮影時代に比べてスライス選択による誤差が生じやすい。

　脳室拡大の個人別判定に際し年齢別正常値などを対照に用いないのは，加齢変化のみならず同年台であっても個体差が大きいからである[4, 7, 22, 24]。対象者の受傷前の画像が入手できれば[41]それに越したことはないが容易ではない[23]。びまん性軸索損傷の受傷当日は脳腫脹がないとされ[47, 48]，受傷当日画像を対照基準として用いている[1, 4, 23, 40]。相当な局在性脳損傷がない場合に限り受傷当日画像が受傷前画像の代用になり得ることが示されている[49〜51]。

❹ 脳振盪とびまん性軸索損傷スペクトラム

　ボクシングなどで脳振盪や亜脳振盪（軽度脳振盪）を多数回受傷するとパンチドランク症候群[52]・拳闘家脳症[53, 54]・慢性反復性脳症[55]に発展するが，これは重度のびまん性軸索損傷にほかならない[4, 9, 26, 56〜59]。

　こうしたことから，脳振盪・軽度脳振盪はびまん性軸索損傷の最軽症型であり[9, 25, 60]，びまん性軸索損傷スペクトラムは脳振盪・軽度脳振盪から脳外傷後植物状態まで連続する病態を含んでいると共通認識されている[26, 44, 57〜59, 61, 62]（図2）。

❺ びまん性軸索損傷と局在性脳損傷の並存

　びまん性軸索損傷と脳挫傷・頭蓋内血腫などの局在性脳損傷とは臨床的に対立する病態とされたこともあったが，両者の並存例が多く経験され[1, 7, 10, 23, 26, 63]，頭蓋内血腫例においてもびまん性軸索損傷が認められ[18, 19, 64]，びまん性

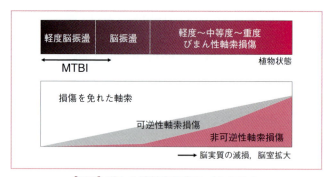

【図2】びまん性軸索損傷スペクトラム

上段バーは，びまん性軸索損傷が最軽度レベル（軽度脳振盪）〜典型的なびまん性軸索損傷〜最重度レベル（植物状態）まで境目なく連続する病態であることを示す．軽度脳外傷（MTBI）の範囲は両矢印で示す．下段バーは，損傷を免れた正常軸索／可逆性軸索損傷／非可逆性軸索損傷の三者割合を模式的に描いている．左端の最軽度部分ではなんらの損傷も生じない[58,97]．脳振盪を超えたレベルでは相当量の非可逆性軸索損傷が起こり，重度では物理的に瞬断される軸索もあるが多くは直後の機能変化から次第に構造的な軸索変性に進行し，やがて減損・消失して脳白質体積が減少し，びまん性脳室拡大を残す（矢印）．神経細胞も逆行変性し脳皮質萎縮をきたす．脳振盪では軸索損傷により直ちに昏睡に陥るが，損傷軸索の大半が可逆性で機能しすぐに意識が戻る．軽度脳振盪では軸索損傷数量が少ないので昏睡まで至らない．ごくわずかながら非可逆性軸索損傷部分もあり，多数回の脳振盪・軽度脳振盪を受ければ非可逆性（器質性）軸索損傷部分が蓄積し重度のびまん性軸索損傷と同様の病態となる．

（Gennarelli（1993）[57]を参考に筆者作成．益澤秀明：びまん性軸索損傷と'脳外傷による高次脳機能障害'の特徴．高次脳機能研，35：265-270, 2015より一部改変）

軸索損傷には局在性脳損傷が並存しやすいと理解されるようになった[17]．

慢性期の後遺障害は，並存する局在性脳損傷によるものもある[63]が，びまん性軸索損傷が主体であるとの見解が大勢である[14, 17〜19, 42, 43, 58, 60〜62, 65〜70]．前頭葉機能検査成績も脳外傷（traumatic brain injury：TBI）においては前頭葉損傷よりもびまん性脳損傷を反映しているとされる[42, 71〜73]．次項の自己洞察性の低下も前頭葉損傷よりはびまん性軸索損傷と関連するとされる[70]．

❻ びまん性軸索損傷の臨床的特徴

びまん性軸索損傷とそれによる高次脳機能障害症状に

は，後述する脳振盪後症候群と対比して，以下の2つの特徴が認められる。

1) 経時的な改善傾向が明らかである[14, 21, 44, 58, 63]。脳外傷による高次脳機能障害症状・神経心理検査成績・神経症状・並存する局在性脳損傷症状のいずれも年月とともに軽快・改善する。次項の自己洞察性も軽快する[44, 74]。改善は軽症例ほど，また若年ほど速やかである[14, 23, 24, 26, 44, 63, 75]。脳振盪レベルであれば，数日以内に寛解するのが大勢である。重度損傷や高齢者では改善が遅く，加齢性変化が加われば逆に増悪進行することもある。なお，中等症以上の若年者では辛い現実環境に不適応となり，自我崩壊から妄想・幻覚状態をきたし悪化する例もある[1]。

2) 自己洞察性（self-awareness, insight）の低下・消失がある。自己洞察性とは病識を含み，自己の能力限界・欠点に気づく能力である。認知機能を超えた[76]高度意識であり[77, 78]，脳ネットワークの働きとされる[70]。脳外傷・びまん性軸索損傷が重度ほど低下・消失する[7, 26, 44, 76, 77, 79〜84]。本人は麻痺などの神経症状には気づいても高次脳機能障害は否定する[82]。自己能力を過信し不都合なことは周囲のせいにして軋轢を生みやすい[14, 85, 86]。一方では，悩み少なく楽天的・肯定的な面もある。いずれにせよ，医療受診意欲が低く自覚症状を自己申告しないので医療診察現場で見過ごされやすく[7, 14, 24, 25, 44]，脳の器質的損傷が正しく評価されず低い救済に甘んじることもある。診断には本人の訴えのみに頼らず，周囲（家族・介護者・同僚など）からの聴き取りが欠かせない[7, 22, 24, 26, 63, 87]。

なお，自己洞察性は軽度脳外傷（mild traumatic brain injury：MTBI）ではほぼ保たれ，脳振盪・軽度脳振盪で

> **KeyWord**
> *自己洞察性
> 自分自身の認知機能低下などの現実に気づく能力で，高次元の意識ともされる。自己能力評価が周囲からの評価よりも高ければ自己洞察性は低い。

> **KeyWord**
> *脳ネットワーク
> 脳は軸索を情報伝達路，神経細胞群をハブとする神経回路網ネットワークを形成し，意識の形成や全般性高次脳機能などに関与している。

は正常人レベルである。これが，次節で記す脳振盪後症候群で多彩な愁訴・自覚症状を訴える所以ではないかと推察される[26, 63, 88]。また，前項で記したように自己洞察性も経時的な改善傾向を示すが，それとともに自覚症状が増えることがある[44]。

Ⅱ．MTBI（mild traumatic brain injury）（軽度脳外傷・軽度外傷性脳損傷）と脳振盪後症候群

❶ MTBIの定義と脳振盪後症候群

　世界保健機関（World Health Organization：WHO）MTBI特別協同研究班（以下，WHO特別研究班）は2004～2005年にかけてMTBIに関する過去最大の文献検索[58]と考察を行ったが，そのMTBIの定義には，頭部への外力による30分以内の脳振盪（意識消失），脳振盪に至らない意識の低下・変容，あるいは，24時間以内の外傷後健忘が含まれている[89〜91]。MTBIの長期経過には2通りあるとし，①大部分は経過良好群で数日～3ヵ月以内に症状消失する，②一部は多彩な自覚症状が3ヵ月ないし1年以上遷延し，いわゆる"脳振盪後障害（postconcussional disorder）""脳振盪後症候群（postconcussional syndrome）"に相当するとした。そこでは，記憶・記銘力障害，遂行機能障害，注意集中障害，意欲低下，抑うつ，疲労感，手足の脱力などが訴えられ，要因は未確定だが，訴訟/補償例が多い。健忘症の長さが関連しないのでMTBIそのものは要因ではない。受傷前パーソナリティ・ストレス・意欲低下・疼痛などの外傷以外の要因を徹底的に調べることが今後の研究で重要と指摘されている[90]。

　我が国では，こうした症状群は当事者により脳外傷に基づいた高次脳機能障害であると主張されることが多い。ひ

とつには，国立障害者リハビリテーションセンターの高次脳機能障害診断基準[92]の存在がある。これは行政的な診断基準であり福祉の谷間に埋もれた人たちを救済する社会的基準として有用であるが，医学的，あるいは，司法上拠るべき基準とした場合には問題点が多い。たとえば医師の診断書があれば無条件に認める条項がある。さらには，但し書きで，「検査所見で脳の器質的病変の存在を明らかにできない症例については，慎重な評価により診断できる」とあり，自覚的・主観的訴えのみでも高次脳機能障害と診断できるような仕掛けとなっている。

❷ 脳振盪後症候群6症例の概要

　脳振盪後症候群の実態を把握するために，資料が入手できた6症例を解析し報告した[93]。内訳は筆者外来受診1例，自算会調査1例（既報告[25]の症例44と同一），訴訟関連調査4例である。全例交通事故受傷後1年以上にわたって多彩な症状を訴えていたが，脳CT/MRI画像は所見なしであった。年齢・性は17～53歳（平均31歳）で全員女性である。6例中4例はむちうち損傷であるが，1例は外傷後健忘，3例は受傷直後数秒間の不覚～ぼんやり感があり，解析対象に含めた。WHO特別研究班はむちうち損傷をMTBIに含めるか否かを保留している[89～91]が，含める説[94,95]やそれなりの定義[96]もある。こうした自覚症状に基づく主観的な判定が許されるのはMTBIの定義に内在する弱点とも指摘されている[97,98]。

　6症例の臨床症状は頭部外傷・むちうち損傷を問わずほぼ共通しており，受傷当日から2週間後にかけて頭痛・めまい・吐き気などを感じ，いったんは仕事や学業に復帰するも1～数ヵ月後から，物忘れ，意欲・集中力低下，不安感，感情不安定，しびれ（感覚障害），脱力（運動障害）を

自覚し，日常家庭・社会生活適応に支障をきたしている。2例では嗅覚・味覚障害と頻尿・尿失禁，1例では管状視野（典型的な偽神経症状[99]）と皮膚むしり症が認められた。神経心理検査成績は当初は5例で正常範囲内も，後年（6〜10年後）に再検査した3例では相当程度低下していた。4例は10ヵ所を超える医療機関を自発的に受診している。全6例とも自己の症状経過メモや日誌を作成していた。全例に低血圧・自律神経失調体質が認められた。すなわち，既往に頭痛，低血圧，立ち眩みを経験し，乗物酔い（2例），薬嫌い症状（3例）がある。5例では受傷後に低血圧数値が継続観察された。

❸ 脳振盪後症候群の臨床的特徴

　脳振盪後症候群は前述のように多彩な自覚症状を訴え，高次脳機能障害症状と紛らわしい。そこで，自験例などに基づき，脳外傷による高次脳機能障害と対比した脳振盪後症候群の臨床的特徴を示す。

1) 症状の経時的改善傾向が明らかでなく[63] 一進一退であり，補償/訴訟例では増悪傾向である。また，出現時期は受傷直後ではなく数ヵ月遅れることが多い[58]が，後年になって，受傷直後から出現した，と申し立てられやすい。神経心理検査成績も後年に悪化しやすく，受検意欲の低下と軌を一にしている[100]。こうした時間的経過の特徴からも，脳振盪後症候群は器質的脳損傷とは別物との見方がある[88, 97, 101, 102]。

2) 自己洞察性が正常一般人並み，あるいは，亢まっている[26, 63, 78, 88]。具体的には，本人が症状を強く自覚し，自ら複数の病医院を受診し（ドクターショッピング），自覚症

状を自己申告する。また，自覚症状・経過などを自らメモや日誌に作成する。自分の症状を理解してほしいとの願いが汲み取れる。医師に高次脳機能障害との診断を強く要望する。かくして，真の器質的脳損傷者よりも手厚く補償される事例もあり，社会的不公平が生まれる素地がある。

このほかにも，綿密な問診や診察で以下のような特徴を認める。

3) 偽神経症状[99]，すなわち神経学的に説明困難な身体運動・感覚症状が申告されやすい。自己申告症状や診察室での身体所見と日常生活場面との乖離がある。

4) 生来の体質・気質・性格に特徴がある[90]。低血圧・自律神経失調体質が多い[26, 44, 63, 93]。素因と生育歴に根ざすストレス脆弱性性格である[103]。近年，レジリエンス（逆境でも折れない心）が話題になっているが，MTBI症例ではレジリエンスの低下した群が脳振盪後症候群に移行しやすいとの報告がある[104～109]。同じようなストレスに遭遇してもレジリエンスの高低によって脳振盪後症候群に移行する/しないと分かれることは心理的要因説を支持する。

KeyWord
*レジリエンス
ナチスのホロコーストを生き延びた孤児たちの人生から見出された心理学用語。逆境力，折れない心。

こうした症状経過を仔細に検討すれば"脳外傷による高次脳機能障害"とは鑑別診断が可能である。ことに，上記1)と2)のポイントは明確な鑑別点として，中等度～重度の高次脳機能障害を否定する根拠となる。

❹ 脳振盪後症候群における脳画像所見の意義

MTBIでも微細な脳内出血性変化を認めることがある[58]。そうした複雑型MTBI[58, 110, 111]を別にすれば，脳CT/MRI

画像は所見なしが原則である。そして、びまん性軸索損傷スペクトラム（図2）に基づけば、MTBIで発生する軸索損傷のほとんどが可逆性であり非可逆性部分はきわめて少ない。つまり、器質的後遺症を残す可能性は限りなく小さい[58, 59]。画像所見で脳萎縮・脳室拡大を呈することはない[41]。ここから一般解が導き出される。すなわち、脳外傷後の脳CT/MRI画像に有意の所見が認められなければ、それは非可逆性軸索損傷がきわめて少ないことを意味する重要な画像エビデンスである。

> KeyWord
> *可逆性軸索損傷
> 外力を受けた瞬間に機能を停止するが、まもなく正常に復した神経軸索。変性し消滅に至る非可逆性軸索損傷と区別される。

❺ 脳振盪後症候群における諸検査所見の意義

MTBI後の脳振盪後症候群において通常のCT/MRI画像ではみつからない器質的脳損傷の可能性を追求しさまざまな補助的脳検査手技が試みられてきた。何らかの所見が得られたとの報告はいくつかあるが、脳振盪レベルのわずかな所見であったり[112]、以下に示すように、疾患特異性に欠け心理的要因が排除できない所見にとどまっている。

1) 神経心理検査：成績には本人の受検意欲のほうが器質的脳損傷の存在よりも強く影響する[26, 100, 113, 114]。MTBIでは受検意欲低下者の割合がうつ病並みに高い[100, 113]。神経心理検査は疾患特異性がない[102]。症状妥当性の検証されない神経心理検査成績は採用すべきでない[113~117]。

2) 脳SPECT/PET検査：読影上の問題点として、読影者間の判断の相違[118~120]や、統計処理画像の疑陽性所見[121]が指摘されている。前頭葉の局所脳血流は気分障害などの脳機能変化で低下する[101, 102, 122]ので、この所見に疾患特異性がなく、単独では脳器質変化所見として採用すべきでない[98, 123, 124]。イオマゼニル脳SPECT検査も同様である[125~130]。

3) 脳拡散テンソル測定およびイメージング：パラメーターの設定で恣意的な画像処理が可能であり[131〜133]、MTBIへの適用にはいまだ未熟な検査である[134]。MTBI対象の研究では、わずかな所見あり[62] / 一過性[135] / 所見なし[111] と結果が一定していない。うつ病と脳外傷ではほぼ同じ画像所見が認められ[136]、疾患特異性に疑問がある。

⑥ "心理的要因による高次脳機能障害"の提唱

　WHO特別研究班報告[89] は、脳振盪後症候群の症状は慢性疼痛・抑うつ・不安・心的外傷後ストレス症候群（Post Traumatic Stress Disorder：PTSD）などを含む非外傷性心因性疾患における症状と似ており、脳外傷後に特異的な症状ではないとしている。米国疾病予防管理センター（CDC）の外傷予防センターが作成したMTBIに関する連邦議会報告書[96] も同趣旨である。ほかにも同様の報告があり[94, 97, 137]、非外傷性である適応障害、パニック障害、PTSD、身体表現性障害[99]、うつ病との類似性や併発も指摘されている[100〜102, 138]。つまり、症状自体は非外傷性・心因性と区別が困難である。

　また、前述のように、脳振盪後症候群は器質的脳損傷による高次脳機能障害とは2つの臨床的ポイント、1)時間的経過と2)自己洞察性で見分けることがほぼ可能である。

　さらには、びまん性軸索損傷スペクトラム（図2）上の立ち位置からして、MTBIは臨床症状（高次脳機能障害）や画像所見（脳室拡大）をもたらすほどの器質的脳損傷レベルからほど遠いとみるのが合理的である。

　こうしたことから、脳振盪後症候群の大半は自己申告認知症状（self-reported cognitive problem）[90] であり、心理的要因（psychogemesis[102]、psychological factors）による自覚的認知障害（subjective cognitive impairment）[100]、心

理的要因による自覚症状と認知障害（psychological symptoms and cognitive deficits）[102]であるとして不合理ではない。ここでの"認知障害"とは，我が国の"高次脳機能障害"に相当する用語であるが，それ自体に器質的か否かの区別はない。我が国の"高次脳機能障害"は脳の器質的障害に基づくとする含意があるが，実際上は医学的根拠なく慣用されているきらいがあり，混乱を招く元ともなっている。

そこで，高次脳機能障害の定義を広げて欧米の認知障害と同様に器質的／心理的要因を問わない定義とすれば，脳振盪後症候群も高次脳機能障害に含まれよう。そのうえで，脳振盪後症候群を"心因性高次脳機能障害"[26,103]，あるいは"心理的要因による高次脳機能障害"に分類することを提案する。さらなる研究が待たれる。

まとめ

脳外傷による高次脳機能障害をびまん性軸索損傷の一環として紹介した。また，MTBI後の脳振盪後症候群との相違点について触れ，後者を心理的要因による高次脳機能障害に分類することを提唱する。

文　献

1) 益澤秀明，徳山　豊，久保俊朗，ほか：びまん性脳損傷後遺症の臨床的検討：いわゆる狭義の頭部外傷後遺症とのつながり．脳神経外科，22：723-730，1994．
2) 益澤秀明：傍矢状部白質剪断損傷：びまん性軸索損傷に伴う片麻痺の画像所見．脳神経外科，22：833-838，1994．
3) Masuzawa H, Kubo T, Mayanagi Y, et al.：Diffuse ventricular enlargement outlines the late outcome of diffuse brain injury. 1995 AANS Annual Meeting, Orlando, Florida, 1995.
4) 益澤秀明，久保俊朗，中村紀夫，ほか：びまん性軸索損傷後遺症における全般性脳室拡大の意義．脳神経外科，24：227-233，1996．

5) 益澤秀明, 久保俊朗, 金沢 至, ほか：傍矢状部白質-脳梁-基底核損傷：びまん性軸索損傷に伴う痙性片麻痺の画像所見. 脳神経外科, 25：689-694, 1997.
6) 益澤秀明：びまん性軸索損傷の病態：とくに後遺症からみて. 救急医, 22：977-981, 1998.
7) 益澤秀明："脳外傷による高次脳機能障害"の認定と運用基準. 臨精医, 35：151-163, 2006.
8) Strich SJ : Diffuse degeneration of the cerebral white matter in severe dementia. J Neurol Neurosurg Psychiatry, 19 : 163-185, 1956.
9) Peerless SJJ, Rewcastle NB : Shear injuries of the brain. Can Med Assoc J, 96 : 577-582, 1967.
10) Adams JH, Mitchell DE, Graham DI, et al. : Diffuse brain damage of immediate impact type. Its relationship to 'primary brain-stem damage' in head injury. Brain, 100 : 489-502, 1977.
11) Zimmerman RA, Bilaniuk LT, Gennarelli T : Computed tomography of shearing injuries of the cerebral white matter. Radiology, 127 : 393-396, 1978.
12) Levin HS, Meyers CA, Grossman RG, et al. : Ventricular enlargement after closed head injury. Arch Neurol, 38 : 623-629, 1981.
13) Jennett B, Snoek J, Bond MR, et al. : Disability after severe head injury : Observations on the use of the Glasgow outcome scale. J Neurol Neurosurg Psychiatry, 44 : 285-293, 1981.
14) Jennett B, Teasdale G : Management of Head Injury. FA Davis, Philadelphia, p.361, 1981.
15) Adams JH, Graham DI, Murray LS, et al. : Diffuse axonal injury due to nonmissile head injury in humans : an analysis of 45 cases. Ann Neurol, 12 : 557-563, 1982.
16) Gennarelli TA, Thibault LE, Adams JH, et al. : Diffuse axonal injury and traumatic coma in the primate. Ann Neuol, 12 : 564-574, 1982.
17) Sahuquillo J, Vilalta J, Lamarca J, et al. : Diffuse axonal injury after severe head trauma. A clinico-pathological study. Acta Neurochir (Wien), 101 : 149-158, 1989.
18) Sahuquillo-Barris J, Lamarca-Ciuro J, Vilalta-Castan J, et al. :

Epidural hematoma and diffuse axonal injury. Neurosurgery, 17：378-379, 1985.
19) Sahuquillo-Barris J, Lamarca-Ciuro J, Vilalta-Castan J, et al.：Acute subdural hematoma and diffuse axonal injury after severe head trauma. J Neurosurg, 68：894-900, 1988.
20) Adams JH, Graham DI, Jennett B：The neuropathology of the vegetative state after an acute brain insult. Brain, 123：1327-1338, 2000.
21) Thomsen IV：Late outcome of very severe blunt head trauma：a 10-15 year second follow-up. J Neurosurg Neurol Psychiatry, 47：260-268, 1984.
22) 益澤秀明, 平川公義, 富田博樹, ほか：交通事故が引き起こす"脳外傷による高次脳機能障害". 脳外誌, 13：104-110, 2004.
23) 益澤秀明：「脳外傷による高次脳機能障害」の特徴. 脳の科学, 24：655-663, 2002.
24) 益澤秀明：脳外傷による高次脳機能障害. その特徴と見逃されやすいポイント. Brain Nerve, 55：933-945, 2003.
25) 益澤秀明：交通事故で多発する"脳外傷による高次脳機能障害"とは—見過ごしてはならない脳画像所見と臨床症状のすべて. 新興医学出版社, 東京, p.103, 2006.
26) 益澤秀明：脳外傷による高次脳機能障害と心因性高次脳機能障害の特徴—神経心理検査の限界と発展に寄せて. 神心理, 27：110-121, 2011.
27) Meythaler JM, Peduzzi JD, Elelftheriou E, et al.：Current concepts：diffuse axonal injury-associated traumatic brain injury. Arch Phys Med Rehabil, 82：1461-1471, 2001.
28) 益澤秀明, 中村紀夫, 富田博樹, ほか：「脳外傷による高次脳機能障害」について—交通事故被害者の脳外傷後遺症を見過ごさないために. 日交通科協会誌, 1：2-9, 2001.
29) 益澤秀明, 猪野博：脳画像所見の読み方"脳外傷後の高次脳機能障害"を見落とさないために. 第2回 受傷当日は"正常脳画像"のことがある. Mod Physician, 24：546-553, 2004.
30) Wilberger JE Jr, Rothfus WE, Tabas J, et al.：Acute tissue tear hemorrhages of the brain：Computed tomography and clinicopathological correlations. Neurosurgery, 27：208-213, 1990.
31) 益澤秀明, 猪野博：脳画像所見の読み方"脳外傷後の高次脳機

能障害"を見落とさないために.第3回 急性期の迂回槽・中脳周囲槽出血. Mod Physician, 24：1118-1125, 2004.
32) 益澤秀明,猪野野博：脳画像所見の読み方"脳外傷後の高次脳機能障害"を見落とさないために.第4回 急性期の脳室出血が意味するもの. Mod Physician, 24：1284-1289, 2004.
33) Adams JH, Doyle D, Graham DI, et al. : Gliding contusions in nonmissile head injury in humans. Arch Pathol Lab Med, 110 : 487-488, 1988.
34) Sganzerla EP, Tomei G, Rampini P, et al. : A peculiar intracerebral hemorrhage : the gliding contusion, its relationship to diffuse brain damage. Neurosurg Rev, 12（Suppl 1）: 215-218, 1989.
35) 益澤秀明,猪野野博：脳画像所見の読み方"脳外傷後の高次脳機能障害"を見落とさないために.第5回 滑走性脳挫傷（傍矢状部白質剪断損傷）. Mod Physician, 24：1408-1413, 2004.
36) Katz DI, Alexander MP, Seliger GM, et al. : Traumatic basal ganglia hemorrhage : clinicopathologic features and outcome. Neurology, 39 : 897-904, 1989.
37) 益澤秀明,猪野屋博：画像所見の読み方"脳外傷後の高次脳機能障害"を見逃さないために.第6回 外傷性基底核損傷（外傷性基底核出血）. Mod Physician, 24：1510-1515, 2004.
38) 益澤秀明,猪野野博,吉積秀幸：脳画像所見の読み方"脳外傷後の高次脳機能障害"を見落とさないために.第11回 脳幹損傷,小脳損傷. Mod Physician, 25：209-218, 2005.
39) Adams JH, Doyle D, Graham DI, et al. : Deep intracerebral (basal ganglia) haematomas in fatal non-missile head injury in man. J Neurol Neurosurg Psychiatry, 49 : 1039-1043, 1986.
40) Anderson CV, Bigler ED : Ventricular dilation, cortical atrophy, and neuropsychological outcome following traumatic brain injury. J Neuropsychiatry Clin Neurosci, 7 : 42-48, 1995.
41) Gale SD, Johnson SC, Bigler ED, et al. : Trauma-induced degenerative changes in brain injury : a morphometric analysis of three patients with preinjury and postinjury MR scans. J Neurotrauma, 12 : 151-158, 1995.
42) Azouvi P : Neuroimaging correlates of cognitive and functional outcome after traumatic brain injury. Curr Opin Neurol, 13 :

665-669, 2000.
43) Wilde EA, Bigler ED, Pedroza C, et al. : Post-traumatic amnesia predicts long-term cerebral atrophy in traumatic brain injury. Brain Inj, 20 : 695-699, 2006.
44) 益澤秀明 : びまん性軸索損傷と'脳外傷による高次脳機能障害'の特徴. 高次脳機能研, 35 : 265-270, 2015.
45) Reider-Groswasser I, Cohen M, Costeff H, et al. : Late CT findings in brain trauma : relationship to cognitive and behavioral sequelae and to vocational outcome. AJR Am J Roentgenol, 160 : 147-152, 1993.
46) Henry-Feugeas MC, Azouvi P, Fontaine A, et al. : MRI analysis of brain atrophy after severe closed-head injury : relation to clinical status. Brain Inj, 14 : 597-604, 2000.
47) Lee JP : Intraparenchymal and intraventricular hemorrhage without mass effect in traumatic coma. Can J Neurol Sci, 18 : 458-462, 1991.
48) Lee TT, Galarza M, Villanueva PA : Diffuse axonal injury (DAI) is not associated with elevated intracranial pressure. Acta Neurochir (Wien), 140 : 41-46, 1998.
49) Bigler ED, Kurth S, Blatter D, et al. : Day-of-injury CT as an index to pre-injury brain morphology : degree of post-injury degenerative changes identified by CT and MR neuroimaging. Brain Inj, 7 : 125-134, 1993.
50) Bigler ED, Burr R, Gale S, et al. : Day of injury CT scan as an index to pre-injury brain morphology. Brain Inj, 8 : 231-238, 1994.
51) 益澤秀明, 猪野野博 : 脳画像所見の読み方"脳外傷後の高次脳機能障害"を見落とさないために. 第9回 受傷日の脳室サイズは平常時のそれの代用になる. Mod Physician, 24 : 1934-1942, 2004.
52) Martland HS : Punch drunk. JAMA, 91 : 1103-1107, 1928.
53) Mendez MF : The neuropsychiatric aspects of boxing. Int J Psychiatry, 35 : 260-269, 1995.
54) Erlanger DM, Kurtner KC, m Barth JT, et al. : Neuropsychology of sports-related head injury : dementia pugilistica to post concussion syndrome. Clin Neuropsychol, 13 : 193-209, 1999.
55) Dekosky ST, Blennow K, Ikonomovic MD, et al. : Acute and chronic traumatic encephalopathies : pathogenesis and biomarkers. Nat

Rev Neurol, 9 : 192-200, 2013.
56) Lampert PW, Hardman JM : Morphological changes in brains of boxers. JAMA, 251 : 2676-2679, 1984.
57) Gennarelli TA : (Chapter 7) Cerebral Concussion and Diffuse Brain Injuries. In : Head Injury 3rd ed (ed Cooper PR). Williams & Wilkins, New York, pp.137-158, 1993.
58) Bigler ED : Neuropsychology and clinical neuroscience of persistent post-concussive syndrome. J Int Neuropsychol Soc, 14 : 1-22, 2008.
59) Kirov II, Tal A, Babb JS, et al. : Diffuse axonal injury in mild traumatic brain injury : a 3D multivoxel proton MR spectroscopy study. J Neurol, 260 : 242-252, 2013.
60) Levi L, Guilburd JN, Lemberger A, et al. : Diffuse axonal injury : Analysis of 100 patients with radiological signs. Neurosurgery, 27 : 429-432, 1990.
61) Bigler ED : Quantitative magnetic resonance imaging in traumatic brain injury. J Head Trauma Rehabil, 16 : 117-134, 2001.
62) Kraus MF, Susmaras T, Caughlin BP, et al. : White matter integrity and cognition in chronic traumatic brain injury : a diffusion tensor imaging study. Brain, 130 : 2508-2519, 2007.
63) 益澤秀明：頭部外傷患者の障害認定・賠償に関わる問題．高次脳機能障害と非器質性精神障害．救急医, 30：1837-1842, 2006.
64) Gusmao SN, Pittella JE : Extradural haematoma and diffuse axonal injury in victims of fatal road traffic accidents. Br J Neurosurg, 12 : 123-126, 1998.
65) Vilkki J, Holst P, Ohman J, et al. : Cognitive test performances related to early and late computed tomography findings after closed-head injury. J Clin Exp Neuropsychol, 14 : 518-532, 1992.
66) Wilson JT, Wiedman KD, Hadly DM, et al. : Early and late magnetic resonance imaging and neuropsychological outcome after head injury. J Neurol Neurosurg Psychiatry, 51 : 391-396, 1988.
67) Bigler ED, Brooks M : Traumatic brain injury and forensic neuropsychology. J Head Trauma Rehabil, 24 : 76-87, 2009.
68) Garnett MR, Cadoux-Hudson TA, Styles P : How useful is magnetic resonance imaging in predicting severity and outcome

in traumatic brain injury? Curr Opin Neurol, 14 : 753-757, 2001.
69) Goetz P, Blamire A, Rajagopalan B, et al. : Increase in apparent diffusion coefficient in normal appearing white matter following human traumatic brain injury correlates with injury severity. J Neurotrauma, 21 : 645-654, 2004.
70) Sherer M, Hart T, Whyte J, et al. : Neuroanatomic basis of impaired self-awareness after traumatic brain injury : findings from early computed tomography. J Head Trauma Rehabil, 20 : 287-300, 2005.
71) Anderson CV, Bigler ED, Blatter DD : Frontal lobe lesions, diffuse damage, and neuropsychological functioning in traumatic brain-injured patients. J Clin Exp Neuropsychol, 17 : 900-908, 1995.
72) Spikman JM, Deelman BG, van Zomeren AH : Executive functioning, attention and frontal lesions in patients with chronic CHI. J Clin Exp Neuropsychol, 22 : 325-338, 2000.
73) Himanen L, Portin R, Isoniemi H, et al. : Cognitive functions in relation to MRI findings 30 years after traumatic brain injury. Brain Inj, 19 : 93-100, 2005.
74) Godfrey HP, Partridge FM, Knight RG, et al. : Course of insight disorder and emotional dysfunction following closed head injury : a controlled cross-sectional follow-up study. J Clin Exp Neuropsychol, 15 : 503-515, 1993.
75) Teasdale G, Skene A, Parker L, et al. : Age and outcome of severe head injury. Acta Neurochir, 28(Suppl) : 140-143, 1979.
76) Bach LJ, David AS : Self-awareness after acquired and traumatic brain injury. Neuropsychol Rehabil, 16 : 397-414, 2006.
77) Prigatano GP : Impaired self-awareness after moderately severe to severe traumatic brain injury. Acta Neurochir, 93 (Suppl) : 39-42, 2005.
78) Prigatano GP : Personal communicaiton. 2012.
79) Flemming JM, Strong J, Ashton R : Cluster analysis of self-awareness levels in adults with traumatic brain injury and relationship to outcome. J Head Trauma Rehabil, 13 : 39-51, 1998.
80) Sherer M, Boake C, Levin E, et al. : Characteristics of impaired awareness after traumatic brain injury. J Int Neuropsychol Soc,

4 : 380-387, 1998.
81) Sherer M, Hart T, Nick TG : Measurement of impaired self-awareness after traumatic brain injury : a comparison of the patient competency rating scale and the awareness questionnaire. Brain Inj, 17 : 25-37, 2003.
82) Hart T, Whyte J, Polansky M, et al. : Concordance of patient and family report of neurobehavioral symptoms at 1 year after traumatic brain injury. Arch Phys Med Rehabil, 84 : 204-213, 2003.
83) Sandhaug M, Andelic N, Bernstein SA, et al. : Self and near relative ratings of functional level one year after traumatic brain injury. Disabil Rehabil, 34 : 904-209, 2012.
84) Sasse N, Gibbons H, Wilson L, et al. : Self-awareness and health-related quality of life after traumatic brain injury. J Head Trauma Rehabil, 28 : 464-472, 2013.
85) Livingstone MG, Brooks DN, Bond MR : Patient outcome in the year following severe head injury and relatives' psychiatric and social functioning. J Neurol Neurosurg Psychiatry, 48 : 876-881, 1985.
86) Prigatano GP, Borgaro S, Baker J, et al. : Awareness and distress after traumatic brain injury : a relative's perspective. J Head Trauma Rehabil, 20 : 359-367, 2005.
87) Sbordone RJ, Seyranian GD, Ruff RM : Are the subjective complaints of traumatically brain injured patients reliable? Brain Inj, 12 : 505-515, 1998.
88) Sherer M : Personal communicaiton. 2012.
89) Borg J, Holm L, Cassidy JD, et al. : Diagnostic procedures in mild traumatic brain injury : Results of the WHO Collaborating Centre Task Force on Mild Traumatic Brain Injury. J Rehabil Med Suppl, 43 : 61-75, 2004.
90) Carroll LJ, Cassidy JD, Peloso PM, et al. : Prognosis for mild traumatic brain injury : Results of the WHO Collaborating Centre Task Force on Mild traumatic Brain Injury. J Rehabil Med, 43 (Suppl) : 84-105, 2004.
91) Holm L, Cassidy JD, Caroll LJ, et al. : Special Report. Summary of the WHO Collaborating Centre for Neurotrauma Task Force

on Mild traumatic Brain Injury. J Rehabil Med, 37 : 137-141, 2005.
92) 中島八十一：頭部外傷後の高次脳機能障害の診断. 脳神経外科, 39 : 731-742, 2011.
93) 益澤秀明：「脳外傷による高次脳機能障害」診断の問題点. mTBI（軽度脳外傷）に注目して（シンポジウム5 脳神経外傷後の高次脳機能障害）. 第36回日本脳神経外傷学会, 名古屋, 2013.
94) Alexander MP : (Editorial) In the pursuit of proof of brain damage after whiplash injury. Neurology, 51 : 336-340, 1998.
95) Alexander MP : The evidence for brain injury in whiplash injuries. Pain Res Manag, 8 : 19-23, 2003.
96) National Center for Injury Prevention and Control : Report to Congress on Mild Traumatic Brain Injury in the United States : Steps to Prevent a Serious Public Health Problem. Centers for Disease Control and Prevention, Atlanta, GA, 2013.
97) Kibby MY, Long CJ : Effective treatment of minor head injury and understanding its neurological consequences. Appl Neuropsychol, 4 : 34-42, 1997.
98) Granacher RP Jr : Commentary : Applications of functional neuroimaging to civil litigation of mild traumatic brain injury. J Am Acad Psychiatry Law, 36 : 323-328, 2008.
99) American Psychiatric Association : Diagnostic and Statistical Manual of Mental Disorders, Fourth Edition, Text Revision. American Psychiatric Association, Washington, DC, 2000（高橋三郎, 大野　裕, 染矢俊幸, 訳：DSM-Ⅳ-TR　精神疾患の診断・統計マニュアル（新訂版）. 医学書院, 東京, p.869, 2003）.
100) Mooney G, Speed J, Sheppard S : Factors related to recovery after mild traumatic brain injury. Brain Inj, 19 : 975-987, 2005.
101) Alexander MP : Mild traumatic brain injury : pathophysiology, natural history, and clinical management. Neurology, 45 : 1253-1260, 1995.
102) Alexander MP : Mild traumatic brain injury : a review of physiogenesis and psychogenesis. Semin Clin Neuropsychiatry, 2 : 177-187, 1997.
103) 山里道彦：高次脳機能障害で見られる精神症状の評価について（シンポジウム　外傷性高次脳機能障害の診断と問題点）. 日本脳

神経外科学会第71回学術総会, 大阪, 2012.
104) McCauley SR, Wilde EA, Miller ER, et al. : Preinjury resilience and mood as predictors of early outcome following mild traumatic brain injury. J Neurotrauma, 30 : 642-652, 2013.
105) Sullivan KA, Edmed SL, Allan AC, et al. : The role of psychological resilience and mTBI as predictors of postconcussional syndrome symptomatology. Rehabil Psychol, 60 : 147-154, 2015.
106) Merritt VC, Lange RT, French LM : Resilience and symptom reporting following mild traumatic injury in military service members. Brain Inj, 29 : 1325-1356, 2015.
107) Sherer M, Sander AM, Nick TG, et al. : Key dimensions of impairment, self-report, and environmental supports in persons with traumatic brain injury. Rehabil Psychol, 60 : 138-160, 2015.
108) Losoi HM, Waeljas M, Turunen S, et al. : Resilience is associated with fatigue after mid traumatic brain injury. J Head Trauma Rehabil, 30 : E23-32, 2015.
109) Losoi H, Siverberg ND, Waeljas M, et al. : Recovery from mild traumatic brain injury in previously healthy adults. J Neurotrauma, 33 : 766-776, 2016.
110) Panenka WJ, Lange RT, Bouix S, et al. : Neuropsychological outcome and diffusion tensor imaging in complicated versus uncomplicated mild traumatic brain injury. PLoS ONE, 10 : e0122746, 2015.
111) Ilvesmaeki T, Luoto TM, Hakulinen U, et al. : Acute mild traumatic brain injury is not associated with white matter change on diffusion tensor imaging. Brain, 137 : 1876-1882, 2014.
112) Bigler BD : Neuropsychological results and neuropathological findings at autopsy in a case of mild traumatic injury. J Int Neuropsychol Soc, 10 : 794-806, 2004.
113) Green P, Rohling ML, Lees-Haley PR, et al. : Effort has a greater effect on test scores than severe brain injury in compensation claimants. Brain Inj, 15 : 1045-1060, 2001.
114) Green P : The pervasive influence of effort on neuropsychological tests. Phys Med Rehabil Clin N Am, 18 : 43-68, 2007.

115) Bush SS, Ruff RM, Troester AI, et al. : NAN position paper. Symptom validity assessment : Practice issues and medical necessity. NAN Policy & Planning Committee. Arch Clin Neuropsychol, 20 : 419-426, 2005.

116) Donders J, Boonstra T : Correlates of invalid neuropsychological test performance after traumatic brain injury. Brain Inj, 21 : 319-326, 2007.

117) Heilbronner RL, Sweet JJ, Morgan JE, et al. : American Academy of Clinical Nueropsychology Consensus Conference Statement on the neuropsychological assessment of effort, response bias, and malingering. Clin Neuropsychol, 23 : 1093-1129, 2009.

118) 黄田常嘉, 新井平伊：SPECT所見による若年性認知症の鑑別. 医事新報, 4515 : 65-68, 2010.

119) 粳間 剛：高次脳機能障害におけるMRI・SPECT診断. MED REHABIL, 132 : 143-151, 2011.

120) 鳴海 滋, 井田正博：頭部外傷後遺症の評価とマネージメント. 精神科治療, 27 : 327-334, 2012.

121) 宮本礼子, 亀田 学, 上田敏行, ほか：健常者脳血流SPECTにおけるeasy Z-score imaging system (eZIS) の問題点. Dementia Jpn, 21 : 195-204, 2007.

122) George MS, Ketter TA, Post RM : SPECT and PET imaging in mood disorders. J Clin Psychiatry, 54 (Suppl 11) : 6-13, 1993.

123) Belanger HG, Vanderploeg RD, Curtis G, et al. : Recent neuroimaging techniques in mild traumatic brain injury. J Neuropsychiatry Clin Neurosci, 19 : 5-20, 2007.

124) Wortzel HS, Filley CM, Anderson CA, et al. : Forensic applications of cerebral single photon emission computed tomography in mild traumatic brain injury. J Am Acad Psychiatry Law, 36 : 310-322, 2008.

125) Kuikka JT, Pitkaenen A, Lepola U, et al. : Abnormal regional benzodiazepine receptor uptake in the prefrontal cortex in patients with panic disorder. Nucl Med Commun, 16 : 273-380, 1995.

126) 森本 清：脳のベンゾジアゼピン受容体イメージング―最近の研究動向と展望. 核医, 36 : 207-313, 1999.

127) Bremner JD, Innis RB, Whyte T, et al. : SPECT [I-123] iomazenil measurement of the benzodiazepine receptor in panic disorder. Biol Psychiatry, 47 : 96-105, 2000.
128) Mervaala E, Koenoenen M, Foehr J, et al. : SPECT and neuropsychological performance in severe depression treated with ECT. J Affect Disord, 66 : 47-51, 2001.
129) Geuze E, van Berckel BN, Lammertsma AA, et al. : Reduced GABAA benzodiazepine receptor binding in veterans with post-traumatic stress disorder. Mol Psychiatry, 13 : 74-83, 2008.
130) 橋本圭司 : 軽症脳外傷におけるイオマゼニルSPECTの有用性. MED REHABIL, 132 : 101-105, 2011.
131) 青木茂樹, 増谷佳孝, 阿部　修 : 神経疾患と拡散tractography. その応用と限界. Brain Nerve, 59 : 467-476, 2007.
132) Yamada K : Diffusion tensor tractography should be used with caution. Proc Nati Acad Sci USA 106 : E14, 2009.
133) 浅野好孝, 篠田　淳 : 頭部外傷のtractographyとテンソル画像. MED REHABIL, 132 : 107-115, 2011.
134) Grossman EJ, Inglese M, Bammer R : Mild traumatic brain injury : is diffusion imaging ready for primetime in forensic medicine? Top Magn Reson Imaging, 21 : 379-386, 2010.
135) Rutgers DR, Fillard P, Paradot G, et al. : Diffusion tensor imaging characteristics of the corpus callosum in mild, moderate, and sever traumatic brain injury. AJNR Am J Neuroradiol, 29 : 1730-1735, 2008.
136) Maller JJ, Thomson RH, Lewis PM, et al. : Traumatic brain injury major depression, and diffusion tensor imaging : making connection. Brain Res Rev, 64 : 213-240, 2010.
137) Katzmark P, Hall K, Englander J : Late-onset post-concussion symptoms after mild head injury : The role of premorbid, injury-related, environmental, and personality factors. Brain Inj, 9 : 21-26, 1995.
138) Iverson GL : Misdiagnosis of the persistent postconcussion syndrome in patients with depression. Arch Clin Neuropsychol, l21 : 303-310, 2006.

第Ⅱ章 頭部外傷とは

頭部外傷の神経病理

埼玉医科大学国際医療センター神経内科・脳卒中内科　髙尾　昌樹

> **臨床に役立つ ワンポイント・アドバイス**
> One-point Advice
>
> 頭部にはさまざまな外傷が生じる。重症では，重度意識障害から生命に関わるか，生存したとしても遷延性意識障害になってしまう。そこまで重症でない場合には，高次脳機能障害を含む何らかの神経学的後遺症が認められる。その症候は，限局的な頭部外傷による脳損傷から生じた症候と，解剖学的対応が理解しやすい疾患から，び漫性の脳損傷から生じる複雑なものまでさまざまである。前者に含まれるものは，硬膜外血腫，硬膜下血腫，脳挫傷が含まれる。後者に含まれるものは，外傷性軸索損傷がある。古くから知られているボクサー脳症（プロボクサーが10年程経過してから，parkinsonismや認知症をきたす疾患）に加え，頭部衝撃が反復的に加わるアメリカンフットボールやアイスホッケーなどのスポーツ選手にも類似の病態が知られ，慢性頭部外傷に伴う脳症（Chronic Traumatic Encephalopathy：CTE）と呼ばれ注目されている。アマチュアスポーツ選手でもCTEがみられることが報告されている。また，戦争やテロに関連した爆傷（blast injury）に伴う脳障害もその機序もふまえ注目されている。頭部外傷と神経変性疾患発症リスクに関する研究も盛んであり，頭部外傷と神経系での異常蛋白質蓄積との関連が研究されている。頭部外傷から生じる一連の神経障害は単純な外傷ではなく，神経変性疾患としての位置づけが重要となっている。

はじめに

外傷性疾患のなかでも頭部外傷（head trauma）はよく経験する。頭をぶつけたことがないという人はいないであろう。頭部外傷と高次脳機能障害との関連は，必ずしも新し

KeyWord
＊頭部外傷
頭部に加わった外力により特に脳実質に損傷をきたすこと。

い概念ではない。近年，頭部外傷と認知症との関連が注目されるようになり，またアメリカンフットボールを代表とするプロスポーツ選手の頭部外傷と，脳疾患との関連が報告されるようになってから，頭部外傷の神経病理がにわかに注目を浴びるようになっている。この節は，2015年12月に行われた日本高次脳機能障害学会の第39回学術総会サテライト・セミナーに含まれていたものではなく，本書で加えられたものである。筆者は同じタイトルで，同学会誌の『高次脳機能研究』に頭部外傷の神経病理を紹介しており[1]，重複する内容もあるため，すでに掲載した写真はできるだけ重複を避けたので，そちらを参照されたい。新たに爆傷に関するまとめも加えた。

I．頭部の解剖

　頭部外傷を理解するためには，頭蓋の構造を理解する必要がある。人間の頭部は，頭皮を除けばその下に頭蓋骨がある。頭蓋骨の内側には，硬膜という内外2層からなる固い結合組織からなる膜が頭蓋内を覆っている。硬膜の内側には脳があるが，脳自体はくも膜という薄い膜で覆われる。さらにその内側は，脳軟膜で覆われる。脳軟膜は脳にある溝（脳溝）に入り込んで脳表を覆うが，くも膜は脳溝には入り込まない。ちょうど全体をくるむ状態を想像するとよい。硬膜とくも膜の間を硬膜下腔，くも膜と脳軟膜の間をくも膜下腔といい，ここに脳脊髄液がある[2]。

II．外傷性脳損傷（TBI）

　外傷性脳損傷（traumatic brain injury：TBI）とは，外傷によって生じた構造的な脳損傷あるいは生理学的な脳機

能の障害である。その結果，意識障害，意識消失，受傷前後の記憶障害，見当識障害，昏迷，思考低下，神経局在徴候などが，一過性あるいは持続して生じるものである[3]。頭部外傷の患者は，後遺症なく回復することが多いが（60％），残りは，短期記憶障害，人格障害，身体障害，変性，遷延性意識障害（植物状態）を呈する[4]。

Ⅲ．TBIの分類

① 重症度からの分類

　TBIをその重症度から，軽度，中等度，重度に分けると，多くは軽度である[3]。原因としては，脳振盪や爆傷がある。特に，運動に関連した軽度のTBIが多く，米国ではボクシング，アメリカンフットボール，ラグビー，サッカー，チアリーディング，アイスホッケー，レスリングなどがあげられている。我が国であれば，柔道，剣道などの武道もそのリスクがあると考えられる。また，てんかん患者や虐待，さらには高齢者の転倒，あるいはパーキンソン病などをはじめとする神経疾患に伴う転倒もTBIの原因となることはいうまでもない。

　脳振盪（concussion）という用語は，外傷後の短時間の意識障害，変容，失見当識，記憶障害，頭痛，嘔吐，言語障害，運動機能障害などを指す。症状が3ヵ月以上継続すれば，post concussion syndromeという。記憶障害が1日以上持続する場合は重症で，特に長時間の意識障害や重度の意識障害は，重篤な後遺症を生じる。多くの脳振盪は，症状が一過性であることから軽く考えられがちであるが，脳振盪を生じる状態では，神経系を構成する神経細胞，グリア細胞，軸索，小血管が伸展などの外力を受けていることを理解する必要がある。特に，軸索障害が生じれば後述

> **KeyWord**
> **＊脳振盪**
> 頭部外傷後の短時間の意識障害，失見当識，記憶障害などを指す。

する外傷性軸索損傷を生じる。

❷ 頭蓋骨の損傷状態からの分類

　頭蓋骨が損傷することで脳脊髄液が漏出する場合は穿通性TBI，そうでない場合を非穿通性TBIとして分類する。穿通性TBIの原因は，銃弾など何らかの物体によって，直接頭蓋が損傷を受ける場合である。非穿通性TBIは，頭部に対して加速，減速，あるいは回転といった急な力が加わり，頭蓋骨内面と脳との接触が生じるなどして脳に損傷をきたすもので，一部のスポーツとの関連も着目されている。また，爆傷，鈍的外力も関連する。

❸ 損傷部位からの分類

　限局性と広汎性とに分けることができるが，その分類は厳密ではなく，両者が混在する場合もある[3]。限局性TBIの原因として，硬膜外血腫，硬膜下血腫，脳挫傷，脳内出血がある。その損傷部位に対応した高次脳機能障害やけいれん，機能障害を生じる。広汎性TBIは，脳振盪，び漫性脳損傷，外傷性軸索損傷，微小血管障害を含む。

❹ 直接的影響と間接的影響からの分類

　直接的影響は，頭部に加わった外力が，直接脳組織の変形をきたし，脳機能障害を生じるものである。外力としては，穿通性，非穿通性など原因は多い。直接的な脳損傷は，神経細胞，軸索，樹状突起，グリア細胞，血管などさまざまなレベルに生じ，損傷自体は不可逆的と考えられる。また，外傷により脳が受ける力の大きさは，スポーツなどに使われる防護具によっても変化する。直接的な損傷から引き続いて生じる間接的な障害は可逆的な部分もある。たとえば脳浮腫，脳腫脹，頭蓋内圧亢進，虚血，低酸素，感染

などが含まれる。

Ⅳ．TBIに含まれる疾患

❶ 頭蓋骨骨折

　頭蓋骨骨折をきたした状態は，かなり強い外力が加わったことを示唆する。しかし，多くのケースでは，脳実質の損傷を伴うわけではない。よく知られているように，頭蓋骨骨折を生じれば，硬膜外，硬膜下，くも膜下出血をきたす可能性は高い。頭蓋底骨折では，髄液漏や脳神経損傷を生じうる。また，乳突蜂巣などの損傷により気脳症を認める（図1）。

❷ 硬膜外血腫（epidural hematoma）

　頭蓋骨と硬膜の間に血液貯留を生じる状態で，多くは頭蓋骨骨折を伴うような強い頭部外傷で生じる。頭蓋骨内面を走行する中硬膜動脈が破綻して血腫を生じる。急性期から，頭痛，嘔気，嘔吐，けいれん，局所神経症候を認め，脳ヘルニアをきたして致命的となる。また，"lucid interval"

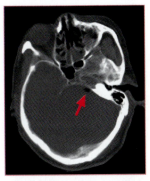

【図1】気脳症を認めた頭蓋底骨折疑い例

図1
高所から転落しその後死亡。頭部CTで脳内に空気がみられる(矢印)。気脳症であり，臨床経過とあわせて頭蓋底骨折を疑う所見である。

といって，外傷後に意識消失を認めた後，一旦，意識が回復して無症候期を経過した後，重度の意識障害を生じる場合がある[5]。

❸ 硬膜下血腫 (subdural hematoma)

硬膜内面とくも膜外面の間にある硬膜下腔に血液貯留が生じたものである。本来，硬膜下腔というスペースはないとする指摘もある[6]。脳表の静脈と静脈洞をつなぐ架橋静脈の破綻により生じるのが一般的である。頭部外傷受傷後，急速に進行する「急性硬膜下血腫」の場合は，急速な症状の増悪がみられ，脳外科的緊急手術が必要になる。一方，慢性に病態が進む慢性硬膜下血腫は，臨床的に緩徐進行性の認知機能障害（物忘れなど）や，頭痛，運動機能障害などを認め，血腫量は多くても，急性硬膜下血腫に比し症状が軽い。実際，画像検査を施行されないまま認知症として加療されていることもある。しかし，一定の血腫量がある場合は，外科的血腫除去により顕著な臨床的改善がみられる。また，血腫量から手術適応がない場合でも，血腫が徐々に吸収され減少するにつれて，症状が改善する。なんとなく症状がいつもと違うといった場合は，頭部CTやMRI検査が重要である。また，明らかな症状を呈さず，画像や剖検で偶然発見されるものもある。特に，高齢者や脳萎縮を生じる疾患では，偶然発見されることは珍しくない（図2）。

❹ 外傷性くも膜下出血 (traumatic subarachnoid hemorrhage)

嚢状動脈瘤や脳動静脈奇形に起因する，内因性のくも膜下出血と異なり，外傷に伴う頭蓋骨骨折などと関連した動脈の破綻により生じ，くも膜下腔に血液の漏出を認める。脳挫傷に合併することもある。明らかな外傷がない場合で

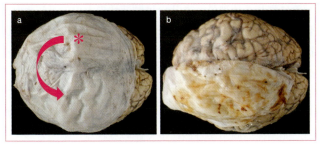

【図2】剖検時に認めた慢性硬膜下血腫
aの＊の部分の硬膜を反転させると，その内面に古い出血を認める（bの褐色調の部分）。

も，回転力などで椎骨動脈が解離して，くも膜下出血を生じることがある。椎骨動脈解離は，血管が頭蓋内に入る部位と頸椎内で生じやすく，特に前者で解離が生じると，くも膜下出血になる。内頸動脈や椎骨動脈は，頭蓋内で外弾性板を認めない（血管内腔から外腔にむかって，血管内皮，内弾性板，平滑筋層，外膜）。したがって，解離により血液が平滑筋層と外膜の間にひろがると破綻しやすい。画像検査，特にMRIやMRAの進歩に伴い，椎骨動脈解離を認めることも少なくない。若年者に発症することも多く，軽く頭部を回転した，美容院などで頭部を過伸展したといったことでも生じる。一方，頭部を殴られたりしても生じる。椎骨動脈解離によるくも膜下出血は，脳幹周囲に生じ急死の原因となる。十分な病歴聴取と慎重な対応を要する。

⑤ 脳挫傷と脳裂傷（contusionとlaceration）

　脳実質表層の直接損傷を示す用語で，通常灰白質病変が主体である。病理学的に，脳挫傷は軟膜が保たれる損傷，脳裂傷は軟膜の損傷と脳実質の裂傷を伴うものをいう。しかし，厳密に区別されていないことも多い。脳挫傷や脳裂傷に加えて，くも膜下出血を伴うことも多い。病態として，

頭蓋に生じる加速性，あるいは減速性の力の伝達により，脳と頭蓋骨との運動にずれが生じて，脳実質が頭蓋内面と接触するために生じるとされている。そのためcoup contusionという頭部打撲した直下の脳損傷と，contrecoup contusionという打撲したサイドと対側の損傷を認めることが多い。脳が頭蓋骨に接触しやすい前頭極，前頭葉眼窩回，側頭極，側頭葉外側に多く認められる。原因として，交通事故，転落，労働災害，余暇中のアクシデント，虐待などがある。受傷初期に混迷を認め，損傷部位による神経局所徴候を呈するが，生前には気づかれずに，剖検で偶然発見される場合もある（図3）。治療は，脳圧管理，けいれんコントロール，血腫などの脳占拠性病変による圧迫症状があれば早期に除去を検討する。Gliding contusionという用語があるが，これは大脳半球傍正中部白質に対称性（ときに非対称性）の出血性病変を認めるものをいう。回転性

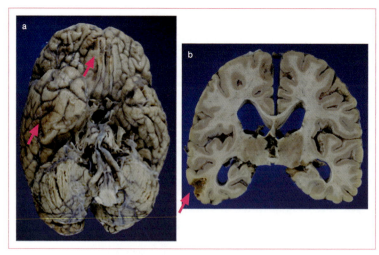

【図3】剖検時に偶然発見された脳挫傷の所見
a：前頭葉眼窩面と側頭葉（矢印）に，出血に伴う褐色調変化を認め，脳組織の損傷を示唆する。b：その割面では，側頭葉の挫傷部位がみられる。

要素により生じると考えられている[7]。

⑥ 外傷性軸索損傷，び漫性軸索損傷（Traumatic Axonal Injury：TAI, Diffuse Axonal Injury：DAI）

外傷による伸展や剪断力によって，神経線維（大脳や脳幹の白質）の軸索が伸展し損傷することをいう。TAIといった場合は，限局性の病変からよりび漫性の病理学的背景を含んだものとして，DAIという場合はより臨床的な用語として使われる[7]。

交通事故，暴力，虐待などにより重度の回転，加速，減速といった外力が頭部に生じることで発症する。明らかな頭部打撲を伴う必要はない。通常の範囲内の転倒などによる頭部打撲では生じないとされる。急性期に意識障害を認め，画像所見に比して症状が強いことも特徴的である（広範な軸索の損傷の結果と考えられる）。長期的には，運動機能低下，実行機能低下，判断力低下，感情のコントロール障害，自己認識低下，うつ，躁うつ，精神病性症状などを認める。

病理学的には，肉眼的に脳梁や脳幹背側，上小脳脚などに点状の出血を認める。TAIの長期生存例ではび漫性の脳萎縮，脳幹萎縮を認める。顕微鏡的に，大脳半球白質の傍正中上方，脳梁，脳弓，内包，外包，上小脳脚，脳幹などに，軸索損傷の結果として腫大した軸索を認める[8]。脳梁や脳幹に病変を認めるほど重度と考えられている[9]。

⑦ 慢性頭部外傷による脳症（Chronic Traumatic Encephalopathy：CTE）

CTEは必ずしも新しい疑患概念ではない。反復性の軽度のTBIにより生じる神経変性疾患であり，元来ボクサー脳症（punch drunk/dementia pugilistica）と言われていた[10]。

> **KeyWord**
> *慢性頭部外傷による脳症（CTE）
> スポーツ選手や兵士などが，繰り返す頭部打撃を受けた後に，高次脳機能障害や精神症状を生じるもの。

現在では，ボクサーに限らず，反復性の頭部衝撃を受けるスポーツにも認められることが判明している[11, 12]。特に，アメリカンフットボール，アイスホッケーなどが知られている。代表的なケースでは，20歳代ごろから行動異常，気分障害を認め，その後，認知機能障害，記憶障害を呈する。病理学的に，脳の萎縮を認め，前頭葉，側頭葉，内側側頭葉，視床，視床下部，乳頭体に強い。脳室の開大，透明中隔腔を認めることが多い。脳挫傷を認めることもあるが必須ではない。組織学的にはアルツハイマー病などでみられる広範なタウ蛋白の沈着（神経原線維変化）を認める。その分布はアルツハイマー病とは異なり，大脳溝深部の皮質2-3層，血管周囲，軟膜下，脳室周囲などに認め（図4），ステージングも含めた病理学的な診断指針も提唱されている[13, 14]。タウ蛋白に加えて，TDP-43の沈着も伴う[3]。また大脳白質における軸索損傷や，ミクログリアの活性化もみられる。最近の研究では，CTEがアマチュアスポーツ選手にもみられることや，レビー小体病（αシヌクレイン）

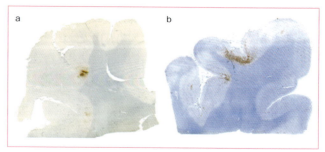

【図4】CTEの特徴的な病理所見
脳溝を中心にリン酸化タウ陽性の沈着がみられる。
(McKee AC, Cairns NJ, Dickson DW, et al. : The first NINDS/NIBIB consensus meeting to define neuropathological criteria for the diagnosis of chronic traumatic encephalopathy. Acta Neuropathol, 131 : 75-86, 2016 より引用して改変．本論文はCreative Commons Attribution 4.0として発表されているので図を引用)

の頻度が高まることなども指摘されている（2017年第93回米国神経病理学会）。CTEに関しては，紙面が足りないので，文献を参照していただきたい。今後，頭部外傷と神経変性疾患関連蛋白の脳内沈着との関連に着目していく必要がある。

⑧ 爆傷（blast injury）

爆傷とは，爆発物に伴う傷害を指す言葉である。特に，Improvised Explosive Device（IED）との関連，頭部外傷に伴う高次脳機能障害との関連から注目されている。米国のように爆傷に遭遇する兵士が現状で多く存在する国で，神経病理学的な研究も盛んである。筆者自身は爆傷の脳組織を顕微鏡下には見た経験がないので，以下は文献からの要約である。爆傷が最初に認識されたのは，第一次大戦とされ，当時「shell shock」や「commotio cerebri」として記載された（図5）[15]。臨床的に，頭痛，記憶障害，集中力低下，不眠などを認めた。当時はさまざまな議論があったようだが，現在，爆傷は兵士や民間人にとって重要な問題である。爆傷受傷後，急性から慢性の認知機能障害を含む神経障害を生じると考えられている。

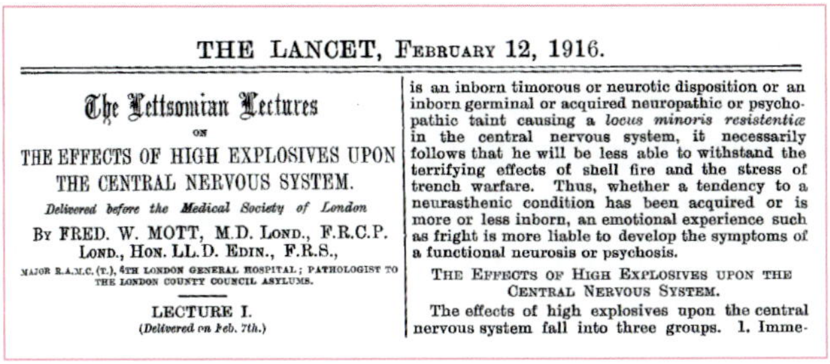
THE LANCET, February 12, 1916.

The Lettsomian Lectures
ON
THE EFFECTS OF HIGH EXPLOSIVES UPON THE CENTRAL NERVOUS SYSTEM.
Delivered before the Medical Society of London
By FRED. W. MOTT, M.D. Lond., F.R.C.P. Lond., Hon. LL.D. Edin., F.R.S.,
MAJOR R.A.M.C. (T.), 4TH LONDON GENERAL HOSPITAL; PATHOLOGIST TO THE LONDON COUNTY COUNCIL ASYLUMS.

LECTURE I.
(Delivered on Feb. 7th.)

is an inborn timorous or neurotic disposition or an inborn germinal or acquired neuropathic or psychopathic taint causing a *locus minoris resistentiæ* in the central nervous system, it necessarily follows that he will be less able to withstand the terrifying effects of shell fire and the stress of trench warfare. Thus, whether a tendency to a neurasthenic condition has been acquired or is more or less inborn, an emotional experience such as fright is more liable to develop the symptoms of a functional neurosis or psychosis.

The Effects of High Explosives upon the Central Nervous System.

The effects of high explosives upon the central nervous system fall into three groups. 1. Imme-

【図5】爆傷に関する初期の論文の表紙

（Mott F : The effects of high explosives upon the central nervous system. Lancet, 48 : 331-338, 1916より引用）

爆傷は，高速に進む音波により生じ[16]，極めて短時間の間に多発性かつ重度の脳振盪様の衝撃が脳に加わると考えられている。爆風自体は脳損傷に関わるが，高速に脳を通過する音波自体は脳に形態的変形は生じないであろうが，どのような影響があるのか明らかではない。単回の爆傷で死亡する場合と異なり，CTEのように，爆傷後生存した場合の脳障害の研究は重要である。まだヒトの脳病理学的検討は少ないが，爆傷を受傷した兵士で心的外傷後ストレス障害と診断されたケースが，病理学的には上述したCTEに一致するものであったとする報告がある[17]。

まとめ

中等度以上で単回のTBIを受傷し，長期生存したケースでアルツハイマー病に関連した病理変化が増加するとする報告や，筋萎縮性側索硬化症の発症が多いとする報告もある[18,19]。すなわち，外傷によって，神経変性疾患に関連する蓄積する蛋白質（アルツハイマー病：アミロイドβやタウ，筋萎縮性側索硬化症：TDP-43）が脳内で蓄積するリスクが上がる可能性がある。CTEや爆傷といった古くからあるものの，新しい視点で見直されている頭部外傷と高次脳機能障害を含む神経障害との関連がますます研究されていくと考えられる。そのためには，画像検査だけではなく，脳内にどういったことが実際に生じているのかを，神経病理学的に正確に検討する重要性が大きい。そのことが，頭部外傷から脳に生じる障害を予防する方法の開発にも繋がるものと考えられる。

文　献

1) 髙尾昌樹, 百島祐貴, 女屋光基：頭部外傷の神経病理. 高次脳機能研究, 35：271-275, 2015.
2) 新見嘉兵衛：髄膜と血管. 朝倉書店, 東京, 1976.
3) McKee AC, Daneshvar DH：The neuropathology of traumatic brain injury. Hand Clin Neurol, 127：45-66, 2015.
4) Elison D, Love S：Head and spinal injuries. In：Ellison D, Love S, Chimelli L, et al., eds.：Neuropathology—A reference text of CNS pathlogy, 3 ed. Mosby Elsevier, Edinburgh, pp.271-302, 2013.
5) Lin C：Trauma. In：Neuropathology（eds Yachinis AT, Rivera-Zengotita ML）. Elsevier Saunders, Philadephia, pp.61-69, 2013.
6) Haines DE, Harkey HL, al-Mefty O：The "subdural" space：a new look at an outdated concept. Neurosurgery, 32：111-120, 1993.
7) Smith C, Margulies SS, Duhaime A：Trauma. In：Greenfield's Neuropathology, 9 ed（eds Love S, Perry A, Ironside J, et al.）. CRC Press, Florida, pp.638-682, 2015.
8) 女屋光基：びまん性軸索損傷の神経病理. 臨床精神医学, 35：189-196, 2006.
9) Adams JH, Doyle D, Ford I, et al.：Diffuse axonal injury in head injury：definition, diagnosis and grading. Histopathology, 15：49-59, 1989.
10) Martland HS：Punch drunk. JAMA, 91：1103-1107, 1928.
11) McKee AC, Stern RA, Nowinski CJ, et al.：The spectrum of disease in chronic traumatic encephalopathy. Brain, 136：43-64, 2013.
12) McKee AC, Stein TD, Kiernan PT, et al.：The neuropathology of chronic traumatic encephalopathy. Brain Pathol, 25：350-364, 2015.
13) McKee AC, Cairns NJ, Dickson DW, et al.：The first NINDS/NIBIB consensus meeting to define neuropathological criteria for the diagnosis of chronic traumatic encephalopathy. Acta Neuropathol, 131：75-86, 2016.
14) 女屋光基, 龍庸之助, 冨永　格, ほか：外傷性脳腫脹が認められ,

受傷後数日で死亡したボクサーの一剖検例. Neuropathology, 16：212, 1996.
15) Mott F : The effects of high explosives upon the central nervous system. Lancet, 48 : 331-338, 1916.
16) Goldstein LE, Fisher AM, Tagge CA, et al. : Chronic traumatic encephalopathy in blast-exposed military veterans and a blast neurotrauma mouse model. Sci Transl Med, 4 : 134ra60, 2012.
17) McKee AC, Robinson ME : Military-related traumatic brain injury and neurodegeneration. Alzheimers Dement, 10 : S242-253, 2014.
18) Schmidt S, Kwee LC, Allen KD, et al. : Association of ALS with head injury, cigarette smoking and APOE genotypes. J Neurol Sci, 291 : 22-29, 2010.
19) Johnson VE, Stewart W, Smith DH : Widespread tau and amyloid-beta pathology many years after a single traumatic brain injury in humans. Brain Pathol, 22 : 142-149, 2012.

第Ⅱ章　頭部外傷とは

反復性軽度頭部外傷によって引き起こされる遅発性の病態：慢性外傷性脳症（CTE）

放射線医学総合研究所脳機能イメージング研究部　　高畑　圭輔

> **臨床に役立つ　ワンポイント・アドバイス**
> One-point Advice
>
> 　近年，反復性軽度頭部外傷によって遅発性に発症する神経変性疾患が各国で問題となっている。かつてはボクサー脳症と呼ばれていた病態であるが，ボクシングだけでなく幅広い原因で引き起こされることが明らかとなり，現在は慢性外傷性脳症（chronic traumatic encephalopathy：CTE）と呼ばれている。神経病理学的には，脳溝深部や脳血管周囲に出現する神経原線維変化を特徴とし，神経変性疾患の中ではタウオパチーの一員として位置付けられる。CTEでは，認知機能障害，精神症状，運動症状などの多彩な症状が出現し，しばしば薬物依存や賭博などの社会的行動障害が問題となる。確定診断は剖検による神経病理学的検査によってなされるが，タウイメージングによる非侵襲的な早期診断法の確立が期待されている。臨床家は，たとえ頭部外傷が軽度であってもこれを反復した場合には長期的な影響がもたらされること，外傷から年月が経過した場合でも遅発性の症候が引き起こされることを認識しておくとよいだろう。また，現時点では治療法が存在しないので，発症予防のためには頭部への打撃をなるべく減らすことが重要である。

はじめに

　頭部外傷後の経過は，①意識障害や知覚運動障害などが出現する急性期症状，②てんかんや高次脳機能障害，心的

外傷後ストレス障害（post traumatic stress disorder：PTSD）などが出現する亜急性期の症状，③人格変化や行動障害などの症状が出現する慢性期の症状，に分類することができる。こうした急性〜慢性期までの症状については，病態や治療法についてよく検討されている。一方，これまで過小評価されることが多く，近年になって国内外で大きな社会問題となっているのが，頭部外傷から長い時間が経過してから出現する遅発性の病態である。頭部外傷により遅発性に生じる病態の代表が，慢性外傷性脳症（chronic traumatic encephalopathy：CTE）である。本節ではCTEの病態について解説し，歴史的経緯，神経病理所見，臨床診断およびPETなどによる神経画像研究の知見について述べる。

I. 慢性外傷性脳症（CTE）とは

Key Word
＊慢性外傷性脳症(CTE)
脳振盪などの軽度頭部外傷を反復して受けることで生じる進行性の病態。古くはボクサー脳症と呼ばれていた。

　CTEは，脳振盪などの軽度の頭部外傷を繰り返し受けた場合に，数年〜数十年が経過して進行性の認知機能障害，精神症状，行動障害，運動症状などを呈する疾患である[1]。CTEは，古くは主にボクシングにおいて，近年ではアメリカンフットボールや格闘技などのコンタクトスポーツ，兵士などの頭部へ衝撃を繰り返し受ける職業人などで頻繁に報告されてきた[2]。より珍しい例では，頭部への打撃を繰り返し受けた被虐待者[3]，投げ技を何度も受けた小人症の患者[4]や，頭部への自傷行為を繰り返した自閉症患者にCTE病理像がみられたという報告[5]が存在する。当初，反復性軽度頭部外傷による遅発性後遺症は，ボクシングのように激しい打撃を受けるスポーツでのみ引き起こされると信じられていた。しかし，実際には幅広いスポーツや職業で生じうることが明らかにされており[6]，国内外で大きな

社会問題となっている。

　CTEの臨床像は極めて多彩である。症状は，次の3つのカテゴリーに分けられる。すなわち，①抑うつ，アパシー，不安・焦燥，不眠，易怒性，攻撃性，自殺企図，人格変化，物質乱用などの精神症状や行動障害，②認知症，記銘力障害，視空間認知障害，集中困難，注意障害，遂行機能障害，社会機能低下などの認知機能障害，③歩行困難，振戦，動作緩慢，筋力低下，構音障害，運動失調などの運動症状である。これらの精神神経症状の他に，頭痛，嘔気，めまい，平衡感覚障害，光線過敏などもしばしば認められる[6]。臨床型としては，若年で発症し精神症状が優位となる行動障害/気分障害型と，高齢で発症し認知機能障害が優位に立つ認知機能障害型とがあるとされる[7]。これらの症状は，反復性の軽度頭部外傷から数年以上の年月を経て出現し，年単位で進行していくケースと，一定の段階で進行が止まるケースとが存在する。発症時期は頭部への打撃回数が多ければ多いほど早まり，また重症化もしやすくなる。

II. CTEの歴史的経緯

　CTEは頭部外傷による直接的後遺症ではなく，外傷を契機として発症した神経変性疾患である。その存在は古くから知られていた。まず，脳振盪などの意識障害を伴わないような軽度の頭部外傷を反復して受けた場合に緩徐進行性の精神症状や神経症状が引き起こされるという事実は，20世紀初頭から把握されていた。1927年にOsnatoとGilibertiは，100例以上もの脳振盪の脳を調べ，「脳振盪による症状はもはや一過性のものとは言えない」「外傷後に二次的な神経変性が起きている可能性が高い」と論文中で述べており，軽度頭部外傷を反復して受けた場合に進行性

の症候が引き起こされる可能性を指摘した[8]。ただし、当時は遅発性の病態を神経変性という概念ではなく、脳血管障害の観点から説明していた。反復性軽度頭部外傷による遅発性の病態に関して、もっとも重要な臨床論文がMartlandによる1928年の論文である。Martlandが米国医師会雑誌（JAMA）に発表した23例の症例報告からなるこの記念碑的な論文では、スラッガーと呼ばれる激しい打合いを得意とするボクシング選手が引退した後に、慢性的な行動障害が出現したことが記述され、Martlandはこれをボクサー脳症（punch-drunk syndrome）と表現した[9]。Martlandは、頭部外傷による残遺状態にはいくつかの段階があるが、ボクサー脳症はもっとも晩発性に出現する症状であるとして、遅発性という特徴を強調した。1937年には、Millspaughにより、dementia pugilisticaという概念が提出され、認知症の一亜型とされた[10]。こうした業績により、反復性の軽度頭部外傷が認知症などの進行性の神経障害を誘発する可能性が存在するという事実が医学界で広く認識されるようになった。しかしながら、ボクサー脳症やdementia pugilisticaという疾患名は特異性が低く、正確に用いられていないという批判が当時から存在していた。同年代の1934年には、Parkerにより3例の症例報告が行われ、この論文でtraumatic encephalopathyという現在のCTEに近い名称が提案された[11]。今日使用されているchronic traumatic encephalopathyという名称は、1949年のCritchleyの論文で確認でき、また1957年の報告[12]でも記載されている。しかし、用語の使用に関しては混乱もみられており、明確な疾患単位として提示されてはいなかったと思われる。chronic traumatic encephalopathyの初出は1966年のMillerによって記述された文献と紹介されることがあるが、この論文でも最後に1回だけ記載されて

いるだけである。このように，反復性軽度頭部外傷によって引き起こされる遅発性の病態という知見は存在したが疾患単位としての概念化は不十分であり，chronic traumatic encephalopathyという病名も半ば忘れられた疾患名であった。

それでは，どのような経緯でchronic traumatic encephalopathyが再び注目されるようになったのであろうか。最大の契機となったのは2002年のMike Websterという元アメリカンフットボール選手の死であった。この選手の剖検は，Bennet Omaluというアフリカ出身の医師によって行われたが，当時Omaluは神経病理の研究に関わるようになったばかりであったという。Websterの脳標本に対して認知症関連の種々の蛋白の免疫染色を行った結果，広汎な部位でボクサー脳症と同様の所見が存在することを見出した。当時，ボクサー脳症はボクシングなどのハードコンタクトスポーツでしか起きないものと信じられていたため，米国の国技とも言えるアメリカンフットボールの選手の脳内にボクサー脳症と同様の神経病理所見が認められたことにOmaluは驚愕し，剖検結果をNeurosurgery誌に報告した。その際に，遅発性の症候が引き起こされるのはボクシングだけではないという点を強調するために，chronic traumatic encephalopathy（CTE）という，忘れ去られていた疾患名を復活させたのである。

III．CTEの神経病理所見

ボクサー脳症に関する神経病理学的検討は1950年代から盛んに行われている。初期の重要な発見は，1954年にBrandenburgらによってなされた検討である。Brandenburgは，ボクサー脳症の患者の脳組織内にアルツ

ハイマー病（Alzheimer's disease：AD）に出現する老人斑が大量に認められたことを報告した[13]。老人斑はアミロイドβが細胞外で異常に蓄積したものであり，当時は反復性頭部外傷によってADが引き起こされると考えられた。さらに，Corsellisによって行われた検討では，引退したボクサーの脳に老人斑だけでなく，神経原線維変化と呼ばれる神経病理所見が大量に出現することが明らかにされた。Corsellisの発見は特に重要であり，彼によって見出された神経原線維変化は，ボクサー脳症あるいはCTEにおける中核的な病理所見とされている。神経原線維変化は，微小管結合蛋白質の一つであるタウ蛋白が細胞内で過剰にリン酸化され，不溶性の凝集体として細胞内に異常に沈着した状態であり，老人斑とともにアルツハイマー病の中核病理を構成する所見である。近年，タウ病変が関与するアルツハイマー病，進行性核上性麻痺，大脳皮質基底核変性症などの疾患をタウオパチーと総称するが，CTEもタウオパチーの一員として位置付けられている。CTEにおけるタウアイソフォームの生化学的分析では，3リピートタウおよび4リピートタウの両方が出現することが判明している。

　CTEはADに類似した臨床像や神経病理所見を呈することがあり，かつては同一視する意見もあったが[3]，現在は異なる病態であると考えられている。症候学的には，CTEではうつ病や妄想などの精神症状が出現する頻度が高いこと，錐体外路症状が出現しやすいこと，初期から自殺のリスクが高いことなどの点でADとは異なっている。さらに，神経病理学的にも，ADでは神経原線維変化がびまん性に出現するのに対して，CTEでは斑状（patchy）に出現し，CTEにおけるタウやアミロイド病理の分布部位などがADとは異なる傾向を示している[14]。また，出現部

位も大脳皮質の脳溝深部や小血管周囲が典型的であることがADとは異なる[2]。このような相違点から，CTEとADは異なる病態であるとみなされている。

CTEにおいては，TDP-43（TAR DNA-binding protein-43kDa）陽性封入体も高率に出現する。TDP-43陽性封入体は，前頭側頭葉変性症（FTLD）や筋萎縮性側索硬化症（ALS）において認められるユビキチン陽性の封入体であり，頭部外傷が多彩な神経変性を誘発することを示している。

Ⅳ．CTEの神経病理学的進行度分類

近年，反復性軽度頭部外傷患者のブレインバンクの試みがなされるようになり，CTEにおける神経病理の進行過程と症状との関連性が明らかとなりつつある。もっとも重要なものは，ボストン大学のMcKeeらが率いるCTEセンターが主導しているプロジェクトである。CTEセンターでは，アメリカンフットボール選手やボクサー，退役軍人などの脳標本を積極的に収集しており，その神経病理学的検討の結果をこれまで数回にわたって報告してきた。2013年には，85例の反復性頭部外傷患者（アスリートおよび軍人）という大規模な剖検結果を詳細に報告した。この調査では，85例中65例（80％）がリン酸化タウに対する免疫染色で陽性を示し，CTEと診断された。McKeeらは，これらの65例におけるタウ病変の分布パターンから，CTEの神経病理学的進行度分類（ステージⅠ～Ⅳ）を提唱した（図1）。タウ病変の広がりと症候との関連をみると，ステージが上がるにつれて認知機能低下，高次脳機能障害，精神症状，抑うつ，パーキンソン病などが段階的に加わる傾向が見て取れる。ステージⅢ以上になると，ほとんどの

ステージⅠ		脳重量は正常範囲内。血管周囲に局所的なリン酸化タウ沈着を認める。脳溝深部や上前頭皮質や背外側前頭皮質，青斑核などに神経原線維変化およびグリア細胞内に沈着したリン酸化タウを認める。
ステージⅡ		脳重量は正常範囲内。リン酸化タウ沈着が脳溝深部に複数散在し，隣接する大脳皮質の表層にまで広がる。内側側頭葉ではリン酸化タウの沈着は認められない。
ステージⅢ		脳重量は軽度減少を示す。側脳室および第三脳室は軽度の拡張を示す。しばしば透明中隔の異常を認める。青斑核では中等度の脱色素化が認められ，黒質では軽度の脱色素化が認められる。乳頭体および視床の萎縮を認める。リン酸化タウの病理所見は，前頭葉，島，側頭葉，頭頂葉などに広く認められる。扁桃体，海馬，嗅内皮質などでは神経原線維変化が認められる。
ステージⅣ		脳重量の顕著な減少と大脳皮質の著明な萎縮を示す。特に，内側側頭葉，視床，視床下部，乳頭体などで強い萎縮が認められる。鳥距溝を除いた大脳皮質の多くの領域と内側側頭葉でリン酸化タウの沈着を認める。間脳，大脳基底核，脳幹，脊髄などでは，著名なリン酸化タウ沈着を認める。白質では，軸索の著しい減少を認める。

【図1】CTEの神経病理学的進行度分類

(McKee AC, Stern RA, Nowinski CJ, et al. : The spectrum of disease in chronic traumatic encephalopathy. Brain, 136 : 43-64, 2013より引用)

患者が認知症を呈していた。また，妄想，パーキンソニズム，遂行機能障害，言語障害などの症状もステージが上がるにつれて（ステージⅢ以上で）高頻度に出現していた。一方，進行度に関わらずほぼ全例で認められた症状としては，注意障害や記憶障害などが挙げられる。タウ病変が進行するにつれてアミロイドβやαシヌクレインなどの他の神経病理所見も出現し，ステージⅣではほぼ全例で確認されている。ただし，TDP-43は進行度に関係なく，すべての症例において陽性であった。McKeeらの標本全体を通じて特徴的であったのは，死因として自殺が目立つ点であった。合併疾患としては，AD，レビー小体型認知症，FTLDなどの頻度が高かった。

V．CTEの診断基準

　CTEにおいては予防的介入が非常に重要であるため，なるべく早い段階で臨床的診断を行う必要がある．しかしながら，CTEの確定診断は死後脳を用いた神経病理学的検査によってのみなされる．現時点で，生存中の確定診断法は確立されていないが，早期介入の観点からCTEの臨床診断基準を作成する試みがなされている．

　最初の診断基準は，Jordanによって提案された（表1）[6]．Jordanの基準では，臨床像と神経病理学的所見をもとに①Definite CTE，②Probable CTE，③Possible CTE，④Improbable CTEに分類しており，簡便で理解しやすい．しかし，今日の知見とあまり一致しないという問題点を有する．また，Jordanの基準は，あくまでCTEの神経病理学的所見を有する可能性を検討するために作成された基準であり，生存中の臨床診断のために作られたわけではなかった．

　こうした問題を解決するために，Sternらのグループにより，2014年に研究用の臨床的診断基準が作成された[15]．

【表1】JordanによるCTEの診断基準

- **Definite CTE**：CTEの臨床像に一致する神経症状とともに，神経病理学的検査による確証が得られているもの（タウオパチー±アミロイドβ沈着±TDP-43沈着）
- **Probable CTE**：次の2つ上以上が該当するもの：(1) 認知機能障害または行動障害，(2) 小脳症状，(3) 錐体路症状または錐体外路症状，(4) 他の疾患からは区別され，CTEの臨床像に矛盾しない
- **Possible CTE**：CTEの臨床像に矛盾しないが，他の神経疾患によって説明することも可能であるもの
- **Improbable CTE**：CTEの臨床像に一致せず，頭部外傷に関連のない他の神経疾患によって説明が可能であるもの

（Jordan BD : The clinical spectrum of sport-related traumatic brain injury. Nat Rev Neurol, 9 : 222-230, 2013 より引用）

【表2】外傷性脳症症候群（TES）の研究用診断基準

外傷性脳症症候群と診断するためには，下記の5つの基準を満たす必要がある．

▶1. 頭部へ打撃を受けるか，または身体への打撃が頭部に伝播することにより，頭部に複数回の衝撃を受けた病歴を持つもの．複数回の衝撃は，次の（a）頭部外傷の種類，（b）暴露の原因によって規定される．

 a. 頭部外傷の種類
  ⅰ）軽度頭部外傷または脳振盪：2012年のZurich Consensus Statement on Concussion in Sportで定義されている通り，生体力学的な力によってもたらされた，脳に影響を与える複雑な生理学的プロセスであり，頭部，顔面，頸部への直接的衝撃または体の他部位への衝撃が脳に伝播することにより生じる．急性期の臨床症状のほとんどは，脳の構造的障害よりも機能的障害を反映している．通常の脳構造画像検査では異常所見を認めない．症状の程度には幅があり，意識消失を含むものとそうでないものとがある．外傷の有無は，保護者や介護者の情報，本人，紹介状などに基づいて確認する．
  ⅱ）中等度/重度頭部外傷：最低でも30分以上の意識障害，24時間以上の意識変容，24時間以上の外傷後健忘を持ち，Glasgow coma scaleが13点以上を示すもの．反復性の外傷でない場合には，中等度/重度の頭部外傷を最低2回以上受傷している必要がある
  ⅲ）無症候性脳振盪（subconcussive trauma）：脳振盪と同様に頭部や身体に力が加わったが，脳振盪に認められるような症状や臨床像を呈さないもの．

 b. 暴露の原因
  ⅰ）頭部外傷に対する暴露リスクが高いコンタクトスポーツ（ボクシング，アメリカンフットボール，アイスホッケー，ラクロス，ラグビー，レスリング，サッカーなどが代表的だが，これらに限定されない）に6年以上従事しており，少なくともそのうちの2年間は大学レベルかそれ以上の活動であったこと．
  ⅱ）軍隊活動（戦闘時の爆風，爆発，格闘，突入訓練などへの暴露，ただしこれらに限定されない）．
  ⅲ）上記以外で頭部に反復性の打撃を受けた病歴を持つ（家庭内暴力，ヘッドバンギング，警察官の突入などの職業活動など）．
  ⅳ）中等度/重度頭部外傷については，外傷の原因を問わない（例えば交通事故）．

▶2. 現在の臨床症状を説明しうる，他の神経疾患に罹患していない（単発外傷による残遺症状や外傷後症候群が永続している状態を除く）．ただし，物質乱用，PTSD，気分障害，不安障害，アルツハイマー病や前頭側頭型認知症などの他の神経変性疾患の診断が並存していてもよい．

▶3. 臨床症状は，最低でも12ヵ月以上持続していなければならない．ただし，抗うつ薬などの治療的介入により一部の症状が軽快した場合には，もしその治療介入がなければ症状が持続あるいは悪化していたかどうかを臨床家が判断すべきである．

▶4. 中核的所見（表3）を少なくとも1つ以上持つ．

▶5. 支持的所見（表4）を少なくとも2つ以上持つ．

（Montenigro PH, Baugh CM, Daneshvar DH, et al. : Clinical subtypes of chronic traumatic encephalopathy : literature review and proposed research diagnostic criteria for traumatic encephalopathy syndrome. Alzheimers Res Ther, 6 : 68, 2014 より引用）

（表2）。Sternらの基準はJordanの基準よりもより詳細で，かつ操作的に診断を行えるようになっており，現時点ではもっとも体系的な基準となっている。Sternらの分類ではCTEの代わりに外傷性脳症症候群（traumatic encephalopathy syndrome：TES）という臨床病名を用いている。その理由は，上述のように，CTEは剖検結果によって下される神経病理学的診断名であり，CTEにおける病理と症候の関係性が明確になっていない現時点では，神経病理学的診断と臨床診断とを区別する必要があるからである。Sternらの診断基準によると，①反復性軽度頭部外傷に対する暴露，②他の神経疾患合併の有無，③症状の持続期間（12ヵ月以上），④中核的所見を1つ以上（**表3**），⑤支持的所見を2つ以上（**表4**）の5項目を満たした場合にTESと診断する。さらに，どのような中核的症状を持つかによって，行動障害／気分障害型（TES-BMv），認知障害型（TES-COGv），混合型（TES-MIXv），認知症型（TES-D）の4つのサブタイプに分類する（**表5**）。運動症状は「運動症状

【表3】外傷性脳症症候群（TES）の中核的所見

少なくとも，次の1つ以上の症状を持たなければならない。
(1) 認知機能障害：認知における障害
　(a) 本人，資料，病歴，臨床家の報告などにより，認知機能の低下が認められる。
　(b) それらは，標準的な精神機能検査における異常として現れているか，エピソード記憶，遂行機能や注意などの神経心理学的検査の成績が健常者の平均よりも1.5 SD以上低下していることで示されている。
(2) 行動障害：感情的に爆発しやすい（キレやすい，抑制できない，などと表現される），暴力や暴言などを振るうことが，本人，資料，病歴，臨床家の証言により確認されている。
(3) 気分障害：過剰な気分の落ち込み，抑うつ気分，絶望感などが，本人，資料，病歴，臨床家の証言により確認されている。うつ病の診断が下されている場合にはこれらのすべてを満たすが，なくてもよい。

(Montenigro PH, Baugh CM, Daneshvar DH, et al.：Clinical subtypes of chronic traumatic encephalopathy：literature review and proposed research diagnostic criteria for traumatic encephalopathy syndrome. Alzheimers Res Ther, 6：68, 2014より引用)

【表4】外傷性脳症症候群（TES）の支持的所見

(1) 衝動性亢進：衝動制御の困難。過剰なギャンブル、性的活動の亢進、物質乱用、浪費、通常ではない買い物、他の類似行動など、通常ではない行動。

(2) 不安：不安症、易怒性、過剰な恐怖感、強迫観念、確認行為などが、本人、資料、病歴、臨床家の証言により確認されている。

(3) アパシー：通常の活動に対する関心の低下、動機付けの困難、自発的行動や目的志向的行動の減少が、本人、資料、病歴、臨床家の証言により確認されている。

(4) パラノイア：迫害、疑念、不適切な嫉妬などの妄想的信念を持つ。

(5) 自殺：希死念慮あるいは自殺企図が、本人、資料、病歴、臨床家の証言により確認されている。

(6) 頭痛：慢性頭痛が、月に1回以上の頻度で6ヵ月以上認められる。

(7) 運動症状：構音障害、失読症、動作緩慢、振戦、筋強直、歩行障害、転倒、その他のパーキンソン症状が認められる。これらの症状が認められる場合には、後述の病型分類（表5）に「運動症状を持つ病型」という付加項目を加える。

(8) 機能低下：進行性の機能低下や症状の増悪が、検査や診察を1年以上にわたって反復することにより確認されている。

(9) 遅発性の発症：頭部への打撃を受けてから症状が遅発性に出現した経過を示す。頭部に受けた最大の打撃から少なくとも2年以上が経過している症例が多い。しかし、頭部への衝撃を受けている期間に症状が出現する場合も存在する。これらは、高齢者や、頭部への打撃を受けやすい活動に長期にわたって従事している者に多い。TESを、いわゆる脳振盪後症候群（post-concussion syndrome）から区別するのはしばしば困難である。そのため、TESの初期症状は脳振盪後症候群と時間的に重なっていてもよい。

(Montenigro PH, Baugh CM, Daneshvar DH, et al.：Clinical subtypes of chronic traumatic encephalopathy：literature review and proposed research diagnostic criteria for traumatic encephalopathy syndrome. Alzheimers Res Ther, 6：68, 2014 より引用)

を持つ病型」という付加項目として位置付けられており、精神症状や神経症状により重きが置かれているのが特徴である。

　近年、バイオマーカーに関する知見が蓄積しつつあり、NIA-AA（National Institute on Aging-Alzheimer's Association）などによるADの診断基準でもバイオマーカー検査が取り入れられている。こうした姿勢はSternらの基準にも取り入れられている。Sternの基準では、①TESの臨床診断基準を満たし、バイオマーカー候補群（表6）

【表5】外傷性脳症症候群（TES）の病型

(1) 行動障害/気分障害型（TES-BMv）
　(a) 行動障害と気分障害の片方または双方が認められるが，認知機能障害は認められない。
(2) 認知障害型（TES-COGv）
　(a) 認知機能障害が認められるが，行動障害と気分に関する障害は認められない。
(3) 混合型（TES-MIXv）
　(a) 行動障害と気分に関する障害の両方が認められる。
(4) 認知症型（TES-D）
　(a) 中核的所見のうち，進行性の認知機能障害が認められる。行動障害や気分障害はあってもなくてもよい。
　(b) 機能的障害の存在。機能的障害とは，職場や日常生活（趣味，道具の使用などの日常生活動作）において，自立して機能するのに支障をもたらすような認知障害（または行動障害や気分障害によって悪化する認知機能の障害）である。機能障害を持つか否かは，各臨床家が患者の責任や日常負荷を考慮して判断すべきである。
　(c) 病像が，ADや前頭側頭型認知症などの認知症と区別できない場合には，双方の診断が並存していてもよい。

付加項目について
　Ⅰ.運動症状を持つ病型：構音障害，失読症，動作緩慢，振戦，筋強直，歩行障害，転倒，その他のパーキンソン症状を持つ場合には，上記の各臨床型に「運動症状を持つ病型」という付加項目を追加する。
　Ⅱ.臨床経過：臨床経過に応じて次のような付加項目を加えることができる。
　(1) 安定型：病歴や客観的な検査により症候やその他の特徴がほとんどあるいはまったく変化してない場合に加える。
　(2) 進行型：臨床的特徴が少なくとも2年以上にわたって増悪する傾向を示すものに加える。
　(3) 未定/非一貫型：臨床経過についての情報が極端に乏しい場合や，期間や安定性などに関して一貫しない場合に用いる。認知症型（TES-D）は，定義上，進行性であるためこの付加項目に該当しない。

(Montenigro PH, Baugh CM, Daneshvar DH, et al. : Clinical subtypes of chronic traumatic encephalopathy : literature review and proposed research diagnostic criteria for traumatic encephalopathy syndrome. Alzheimers Res Ther, 6 : 68, 2014より引用)

を少なくとも1つ以上該当する場合にはProbable CTE，②TESの臨床診断基準を満たしたもののバイオマーカーの項目に該当しない場合はPossible CTE，③どちらにも該当しない場合にはUnlikely CTEと分類する（**表7**）。

**【表6】Probable CTEと診断する際に有用な
バイオマーカー候補群**

(1) 透明中隔腔
(2) 脳脊髄液中のアミロイドβ値が正常範囲内
(3) 脳脊髄液中のp-tau/tau比の上昇
(4) アミロイドPETが陰性
(5) タウPETが陽性
(6) 大脳皮質の菲薄化
(7) 大脳皮質の萎縮

【表7】CTEの臨床診断

(1) Probable CTE：TESのいずれかの病型に該当し，かつ進行性である。TES以外に臨床症状を包括的に説明できるような疾患を持たず，CTEのバイオマーカー候補群を少なくとも1つ以上有する場合，Probable CTEと診断する。

(2) Possible CTE：TESのいずれかの病型に該当し，かつ進行性である。(1) CTEのバイオマーカー候補群に関する検査を行っていない，(2) 検査を行ったが該当するものがない（ただし，タウPET以外），(3) 臨床症状を説明できる他の疾患の診断基準を満たす場合には，Possible CTEと診断する。

(3) Unlikely CTE：TESのいずれの病型にも該当しない，あるいはタウPETが陰性である場合，Unlikely CTEと診断する。

すなわち，TESという臨床診断基準に，バイオマーカー検査の結果を組み合わせることにより，最終的にCTEという神経病理学的診断に結び付けられるように工夫を行っている。ただし，CTEにおけるバイオマーカーと神経病理所見との相関は不明な部分も多く，現段階では試験的な提案である点に注意を要する。

Sternらによる診断基準はあくまで研究用に作成されたものではあるが，CTEの症候学的特徴とバイオマーカーに関する近年の知見を取り入れるだけでなく，臨床像と背景病理に関する複雑な関係を加味したものとなっており，

今後の国際的な臨床診断基準の土台になると思われる。今後、さらなる知見が蓄積することにより、ADなどの神経変性疾患と同様に、国際的な診断基準に発展していくものと推測される。

VI. CTEの画像研究

CTEのバイオマーカーとしてもっとも有望視されているのが、タウイメージングPETである。近年、アミロイドβやタウなどの患者の脳内に蓄積する異常蛋白質に対する特異的プローブを利用して、神経変性疾患を持つ患者の脳内の病理変化を非侵襲的に検出する分子イメージング技術が飛躍的に進歩している。すなわち、特定の蛋白質に結合する薬剤を特定の放射線同位元素で標識し、これを投与した患者で陽電子放射断層撮像法（Positron Emission Tomography：PET）を行うことで、脳内の蛋白凝集体を非侵襲的にイメージングすることが可能となったのである。アミロイドβを検出する薬剤としては、ピッツバーグ大学が中心となって開発したピッツバーグ化合物B（PiB）やAvid社が開発したAV-45をはじめとして、複数の薬剤が既に実用化の段階に入っている。さらに近年は、タウ病変をターゲットとしたPETリガンドが相次いで開発され、ADやそれ以外のタウオパチーにおけるタウ病変の検出に成功している。現在、臨床研究で使用されているタウリガンドとしては、[^{18}F]THK5351 [16]などの東北大学が開発したTHK系統のタウリガンドや、Siemens社による[^{18}F]AV1451（[^{18}F]T807）[17]、放射線医学総合研究所（放医研）が開発した[^{11}C]PBB3 [18]、[^{18}F]PM-PBB3などがある。

これらのPETリガンドにより、臨床的にCTEが疑われている患者を対象としたPET研究が既に開始されており、

> **KeyWord**
> *タウイメージングPET
> 放射線同位元素で標識したタウ蛋白結合性の薬剤を投与し、PET撮像を行うことで、タウ病変を検出する手法

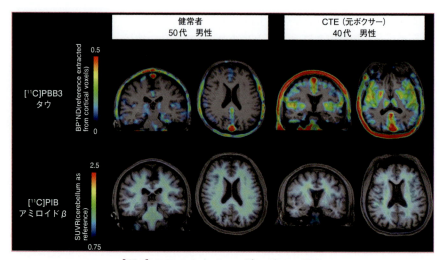

【図2】CTEのタウイメージングPET画像

　CTEにおける生存中のタウ病変の分布が少しずつ明らかとなっている。現在は，文献では単一症例の結果のみが報告されているが，2016年に報告された元NFL選手を対象とした[^{18}F]AV1451（[^{18}F]T807）による研究では，脳内の皮髄境界に[^{18}F]AV1451（[^{18}F]T807）の集積が認められ，神経病理学的所見と矛盾しない結果が得られている[19]。筆者が所属する放医研でも，反復性軽度頭部外傷の病歴を持つ被験者を対象としたタウ・アミロイドPET研究を行っている。反復性軽度頭部外傷の病歴を持ち，臨床的にCTEの症状を呈している患者の画像を図2に示した。大脳皮質の広い範囲で，健常被験者よりも顕著な[^{11}C]PBB3の集積を認め，タウ病変の存在が疑われた。一方，[^{11}C]PIBは陰性であり，アミロイドβの蓄積は否定的であった。PET検査は，CTEの生存中の早期診断に有効であると予測されるだけでなく，タウを標的とした免疫療法の効果判定にも使用されることが期待されている。

まとめ

　CTEの症候，神経病理所見，臨床診断基準，タウイメージングPETについて述べた。頭部外傷の臨床場面において，CTEが十分に認識されているとは言い難い。頭部外傷患者の長期的なフォローが困難であるという事情もあると思われる。頭部外傷に関わる臨床家は，軽度の頭部外傷でもこれを反復した場合には長期的な影響がもたらされること，外傷から年月が経過した場合でも遅発性の症候が引き起こされることを認識しておくとよいだろう。また，現時点では治療法が存在しないので，スポーツ選手などでは現役時代から頭部への打撃を可能な限り減らすことが重要である。

文　献

1) Dekosky ST, Blennow K, Ikonomovic MD, et al. : Acute and chronic traumatic encephalopathies : pathogenesis and biomarkers. Nat Rev Neurol, 9 : 192-200, 2013.
2) McKee AC, Stern RA, Nowinski CJ, et al. : The spectrum of disease in chronic traumatic encephalopathy. Brain 136 : 43-64, 2013.
3) Roberts GW, Whitwell HL, Acland PR, et al. : Dementia in a punch-drunk wife. Lancet, 335 : 918-919, 1990.
4) Williams DJ, Tannenberg AE : Dementia pugilistica in an alcoholic achondroplastic dwarf. Pathology, 28 : 102-104, 1996.
5) Hof PR, Bouras C, Buée L, et al. : Differential distribution of neurofibrillary tangles in the cerebral cortex of dementia pugilistica and Alzheimer's disease cases. Acta Neuropathologica, 85 : 23-30, 1992.
6) Jordan BD : The clinical spectrum of sport-related traumatic brain injury. Nat Rev Neurol, 9 : 222-230, 2013.
7) Stern RA, Daneshvar DH, Baugh CM, et al. : Clinical pres-

entation of chronic traumatic encephalopathy. Neurology, 81 : 1122-1129, 2013.
8) Osnato M, Giliberti V : Postconcussion neurosis-traumatic encephalitis : a conception of postconcussion phenomena. Arch Neur Psych, 18 : 181-214, 1927.
9) Martland HS : PUNCH DRUNK. JAMA, 91 : 1103-1107, 1928.
10) Millspaugh JA : Dementia pugilistica. US Naval Med Bull, 35 : 297-303, 1937.
11) Parker HL : Traumatic Encephalopathy ('Punch Drunk') of Professional Pugilists. J Neurol Psychopathol, 15 : 20-28, 1934.
12) Critchley M : Medical Aspects of Boxing, Particularly from a Neurological Standpoint. B Med J, 1 : 357-362, 1957.
13) Brandenburg W, Hallervorden J : Dementia pugilistica mit anatomischem Befund. Virchows Arch pathol Anat Physiol Klin Med, 325 : 680-709, 1954.
14) Shively S, Scher AI, Perl DP, et al. : Dementia Resulting From Traumatic Brain Injury : What is the Pathology? Arch Neurol, 69 : 1245-1251, 2012.
15) Montenigro PH, Baugh CM, Daneshvar DH, et al. : Clinical subtypes of chronic traumatic encephalopathy : literature review and proposed research diagnostic criteria for traumatic encephalopathy syndrome. Alzheimers Res Ther, 6 : 68, 2014.
16) Harada R, Okamura N, Furumoto S, et al. : ^{18}F-THK5351 : A Novel PET Radiotracer for Imaging Neurofibrillary Pathology in Alzheimer Disease. J Nucl Med, 57 : 208-214, 2016.
17) Chien DT, Bahri S, Szardenings AK, et al. : Early clinical PET imaging results with the novel PHF-tau radioligand [F-18]-T807. J Alzheimers Dis, 34 : 457-468, 2013.
18) Maruyama M, Shimada H, Suhara T, et al. : Imaging of Tau Pathology in a Tauopathy Mouse Model and in Alzheimer Patients Compared to Normal Controls. Neuron, 79 : 1094-1108, 2013.
19) Dickstein DL, Pullman MY, Fernandez C, et al. : Cerebral [^{18}F] T807/AV1451 retention pattern in clinically probable CTE resembles pathognomonic distribution of CTE tauopathy. Transl Psychiatry, 6 : e900, 2016.

第Ⅲ章
頭部外傷の症候学

1. 頭部外傷後の注意障害

2. 頭部外傷後の記憶障害

3. 頭部外傷後の前頭葉機能障害

4. 頭部外傷後の社会的行動障害

第Ⅲ章　頭部外傷の症候学

頭部外傷後の注意障害

公益財団法人井之頭病院，埼玉県総合リハビリテーションセンター　　稲村　稔

ワンポイント・アドバイス
One-point Advice

　注意機能はあらゆる認知機能の基盤である．頭部外傷後の注意障害の頻度は高く，診療やリハビリテーションの現場でもよくみられる．注意障害は全般性注意障害と方向性注意障害に分類され，前者はさらに選択性注意障害，持続性注意障害，分配性注意障害，転換性注意障害に大別される．注意障害のメカニズムはまだ十分には解明されてないが前頭葉，頭頂葉，前脳基底部，視床，脳幹網様体などが関与している．また右半球損傷で出現しやすい．頭部外傷による注意障害の程度はさまざまであり，重症度や予後も異なるが，全般性注意の低下が数多く報告されている．注意障害の評価は，行動観察および標準注意検査法（CAT）などの机上検査で行われる．注意障害に特化したリハビリテーションとして注意プロセス訓練（APT）があり，これらを中心に認知リハビリテーションを行っている．近年ではコンピュータの普及が進み，これらの研究の蓄積もされつつある．また，MRI拡散テンソル画像やfMRIなどの画像解析による検討も行われてきており，治療やリハビリテーションの今後が期待される．

はじめに―注意障害について―

　高次脳機能障害の主要症状のひとつである注意障害（attentional disorders）の出現頻度は統計により異なるが3〜8割程度であり多少のばらつきはあるものの，高頻度である．注意障害は頭部外傷後にも出現することがあり，「集中力がない」「注意力が散漫になった」などの訴えは多

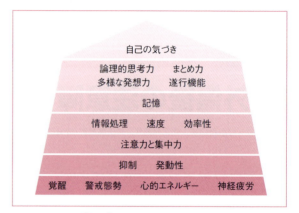

【図1】神経心理ピラミッド

く，診療，リハビリテーションなどに関わる医療従事者にとってあらゆる認知機能の基盤である注意障害の有無を把握することは非常に重要である。高次脳機能障害の中の注意障害を説明するうえで，神経心理ピラミッドをみていただきたい[1]。図1のように，上方の機能が働くためには下方の機能の働きがなされないと適切に機能されないというものであり，注意機能に相当する「注意力と集中力」は下方に位置しており，これが障害されていると，上位の機能が適切に働かないことになる。まさに注意機能は多くの認知機能の「土台」といえる。

次に，高次脳機能障害における一般的な注意障害について解説する。注意障害の「注意」は一般的に使われる言葉でもあり，その意味は幅広く，混同されがちである。これまでCampbell（1981）は「意識的，意図的にひとつの対象や複雑な体験のひとつのコンポーネントに心的エネルギーを集中し，他の情動的ないし思考的内容を排除すること」，Peters（1984）は「心的活動をひとつないしはいくつかの対象に能動的に向けること，ないしは心的活動がひとつな

いしはいくつかの対象により受動的に引きつけられること」，Luria（1973）は「必要な情報の選択と，正確で組織立った行為のプログラムの保証，およびその行為の経過に対して恒常的制御を維持することで，意識的活動の選択的性格を保証するもの」などと注意について定義してきたが[2]，明確なものはない。ここでは「ある事柄に対し，意識を集中し，それを持続させ，必要に応じて選択，分配，転換させること」を注意とし，これらに障害があること，および半側空間無視を注意障害と呼ぶこととする。

また，高次脳機能における各機能は独立しているものではないため，注意機能の障害か，他の高次脳機能の障害かを区別しにくい症候も多いことを付け加えておく。ここでは頭部外傷後の注意障害の症候学を中心に述べるが，症候を語る上で評価法，対応法やリハビリテーションも併せて記すと理解が得やすいこともあり適宜付記することとする。

Ⅰ．注意障害の分類

注意障害は全般性注意障害（generalized attention）と方向性注意障害（directed attention）に分類される。単に「注意障害」というと前者を指すことが多い。頭部外傷では前者が多いため主に全般性注意障害について詳記する。

❶ 全般性注意障害

注意機能の考え方について述べてみる（**表1**）。Geschwindは全般性注意を選択性（selectivity），持続性（coherence），転導性（distractibility），普遍性（universality），感受性（sensitivity）の5つに分類している[3]。また，Lezakは注意の能力として，集中する能力，持続する能力，同時に複

【表1】注意機能の考え方

Geschwind	選択性注意，持続性注意，転導性注意，普遍性注意，感受性注意
Lezak	集中する能力，持続する能力，同時に複数の課題に対応する能力，対象や課題に対応する能力
Sohlberg	焦点性注意，持続性注意，選択性注意，転換性注意，分配性注意
加藤	覚醒度ないしは注意の維持機能，注意の選択機能，注意の制御機能

数の課題に対応する能力，対象や課題に対応する能力の4つを挙げている[4]。Sohlbergは焦点性注意（focused attention），持続性注意（sustained attention），選択性注意（selective attention），転換性注意（alternative attention），分配性注意（divided attention）としている[5]。加藤は全般性注意を，覚醒度ないしは注意の維持機能（vigilance, alertness, or sustained attention），注意の選択機能（selection），注意の制御機能（control or capacity）の3つのコンポーネントを挙げて分類している[6]。

　上記のように分類の仕方は多少異なり，また同じ用語でも解釈・概念が違うこともあるが，本節では検査やリハビリテーションを述べるうえで，全般性注意障害を脳損傷患者の症例をもとにしたSohlbergらの分類に基づき下記のように分類した（**表2**）。

1）持続性注意障害

　一定時間集中することができない，またはその時間が短くなる障害。作業量の減少や作業効率が悪くなる。

2）選択性注意障害

　ある事柄を選択し反応する機能の障害である。聴覚的または視覚的に必要な事柄を選び出すことができない。不要な刺激を取り入れてしまう。

【表2】全般性注意の分類　(覚醒度や注意の制御も関わり機能している)

注意の分類	●は注意の対象を示す	障害例
持続性注意	注意の持続	・本を続けて読むことができず，飽きてしまう ・何度も繰り返しいわないと作業ができない
選択性注意	注意の選択	・本棚から探している本を見つけ出すことができない ・人混みの中で会話が聞き取れない
分配性注意	注意の分配	・魚をさばきながら煮ている鍋の出来具合を確認できない ・講義を聞きながらメモを取れない
転換性注意	注意の転換	・作業中に話しかけられてもすぐ返事ができない ・電車内で人と会話している最中にアナウンスがあっても聞けない

3）分配性注意障害

　複数の刺激に対して働く機能の障害である。2つ以上の事柄を同時にすることができない。運転や料理など複数に「注意」を配ることが必要な事柄を考えると理解しやすい。

4）転換性注意障害

　注意を向けていたものから他の刺激に注意を切り替える機能の障害である。

❷ 方向性注意障害（半側空間無視：unilateral spatial neglect）

　外界と個体との意識を適切な対象に集中し，また移動し

てゆく機能を方向性注意という。方向性注意の中では右半球が優位に機能しているとされ，右頭頂葉損傷後の左半側空間無視が有名であるが，右頭頂葉のみに限局した損傷は少ないため頭部外傷の症例では少ない。

II．注意障害をきたしうる頭部外傷の病巣

頭部外傷では一次的損傷（びまん性軸索損傷，局所的脳損傷など）と二次的損傷（頭蓋内圧亢進，脳血流低下など）が組み合わさって脳損傷をきたす。臨床的には複数の受傷形態を呈することは多く，これらによりあらゆる高次脳機能障害が出現する。代表的なものは白質の神経線維の断裂が起こるびまん性軸索損傷（diffuse axonal injury），および局所的脳損傷であるが，急性硬膜下血腫，慢性硬膜下血腫，くも膜下出血，脳内出血などでも起こりうる。重症度は頭部外傷の程度によりさまざまで，その症状も多彩である。頭部外傷が重度である場合は特に予後不良となるものの，自然回復する症例もあり，長期予後的にも改善傾向であるという報告もある[7]。頭部外傷全般において，注意障害を指摘する報告は多い。頭部外傷にて持続性注意の低下[8]や分配性注意の低下の報告がある[9]。また，頭部外傷で標準注意検査法の一つであるPASAT（Paced Auditory Serial Addition Test，後述）が特に低下したとの報告もあり，これは分配性注意や転換性注意の低下を示唆する[10]。

ここでは主に全般性注意障害をきたしうる受傷部位について述べる（図2）。全般性注意は前頭葉，頭頂葉，前脳基底部，視床，脳幹網様体などあらゆる神経回路から成り立っているため，局在を述べることは難しい。これらを損傷することになれば，その部位に応じた障害が出現する。右大脳半球損傷にて視空間認知障害や半側空間無視とともに注

> **KeyWord**
> *びまん性軸索損傷
> 6時間以上の意識消失がある頭部外傷で，白質の神経線維の断裂によって起こる。

持続性注意	選択性注意	分配性注意	転換性注意
皮質全般～皮質下 右前頭前野 右前頭葉内側面	右頭頂葉 視床 前頭葉	前頭前野 言語性は左前頭葉 非言語性は右前頭葉	前頭前野 左右頭頂葉

【図2】全般性注意障害の考えられる病巣

意障害が悪化するといった報告は多い．また，注意の制御は，頭頂葉，側頭葉，後頭葉での知覚処理過程において感覚野のみで処理されるものではなく，以前からのルールや知識によって前頭前野で目的に応じ，必要な情報を調節するというトップダウンコントロールによって行われている[11]．このため前頭前野の損傷では分配性注意や転換性注意の低下がみられることがある．意識および覚醒度は脳幹網様体から視床，皮質への賦活系が関与しており，これらの障害にて持続性注意の低下が起こりうる．

びまん性軸索損傷では，通常のMRIでは損傷部位を同定しにくいが，近年ではMRI拡散テンソル画像（diffusion tensor image：DTI）などによる解析が用いられつつあり，同定ができるようになってきている．

Ⅲ．頭部外傷後注意障害を有する患者の症状と評価

　注意障害を含む高次脳機能障害患者の日常生活動作（ADL）は正常なことも多いため，短時間の診察では症状が見逃されることもしばしばある．頭部外傷後の注意障害の症状の程度はさまざまで，個人差もある．症状に見合った観察，対応が必要である．

　まず，意識障害の有無，程度を確認することが重要である．受傷直後～急性期はせん妄，通過症候群などを呈して

いることが多く，診断が難しいことが多い。意識障害と，注意障害の覚醒度低下との区別は難しいが，意識が清明でなかったり，内外の刺激に反応できない覚醒度の場合は注意障害としては扱わないことが多い。注意障害の評価は早期にできればよいが急性期の治療後（「急性期」は概ね救命治療や脳外科的治療を行っている段階と考える）にこれらが落ち着いてから評価をするのが一般的である。

　高次脳機能障害をきたしうる他の原因疾患に比して，頭部外傷では頭重感やめまい，嗅覚低下，複視，身体バランスの低下，四肢巧緻性低下，失調，構音障害などの身体症状を伴っていることが多い[12]。もし身体合併症を有したり，それが遷延したりしている場合は注意が必要で，視力低下，視野障害，聴力障害，筋力低下，片麻痺といった身体症状が残存する場合は注意機能に影響を与えうることを考慮する。例えば麻痺がある場合の身体動作は緩慢となり，失語がある場合は表出が困難となる。当然ながら，既往歴，使用中の薬剤，といった基本情報にも目を向けるべきである。

　ただでさえ，注意障害を有している患者であるため，わかりやすい言葉で尋ねるべきであろう。質問内容が難解であったり，長すぎると，当然ながら理解ができない。医療スタッフとして，患者の訴えを引き出せるようにしたい。

　また，頭部外傷前の患者情報は医療サイドにはないことが多く，既往歴があったり，認知症やうつ状態などがあった場合を含め，患者自身は言語化できないことが多く，家族（介護者）からも聴取できるとよい。また，患者自身が症状を自覚できないことは多く，頭部外傷の程度が重度であるほど，病識はないことが多い[13]。本人と家族（介護者）の訴えが乖離していることもあるため，少なくとも高次脳機能障害の初回診察においては受傷前の本人の状態を知っている家族（介護者）の同席があるのがのぞましい（図3）。

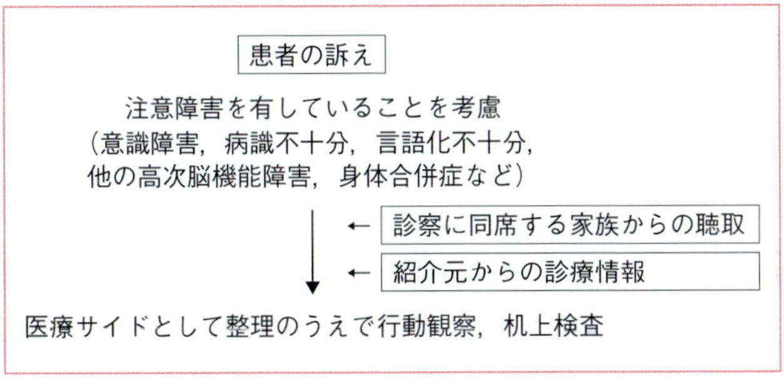

```
          ┌─────────────────────────────┐
          │        患者の訴え            │
          └─────────────────────────────┘
          注意障害を有していることを考慮
          （意識障害，病識不十分，言語化不十分，
          他の高次脳機能障害，身体合併症など）
                    ↓   ← 診察に同席する家族からの聴取
                    ↓   ← 紹介元からの診療情報
          医療サイドとして整理のうえで行動観察，机上検査
```

【図3】注意障害患者の症状を捉えるうえでの留意点

注意障害の症状としてリハビリテーション場面などでは「注意力散漫である」「見落としがある」「気が散ってしまう」「集中力が続かない」「作業に時間がかかる」「1つの物事に固執する」「ぼおっとしている」「反応が鈍い」「話についていけない」「同時に2つのことができない」といったものが挙げられる。これらの訴えのみで注意障害と診断できるとは言い難く，行動観察（**表3, 4**）[14～17]と机上検査による評価を行い総合的に判断する。近年ではMoss Attention Rating Scale（MARS）日本語版（**表4**）も用いられてきている。

以下に注意障害の机上検査として代表的な注意障害の評価方法を記す。

❶ トレイルメイキングテスト（Trail Making Test：TMT）

トレイルメイキングテストは第二次世界大戦後に米国で開発された検査で歴史は古く，PartAとPartBがある。PartAは紙面上にランダムに配置された1～25までの数字を順番に結んでゆく課題である。PartBは紙面上にランダムに配置された1～13までの数字と「あ」～「し」までのひらがなを数字「1」→ひらがな「あ」→数字「2」→ひら

【表3】脳損傷患者の日常生活による注意評価スケール（Rating Scale of Attentional Behavior：RSAB）日本語版

1) 眠そうで，活力（エネルギー）に欠けてみえる	
2) すぐに疲れる	
3) 動作がのろい	
4) 言葉での反応が遅い	
5) 頭脳的ないしは心理的な作業（例えば計算など）が遅い	
6) いわれないと何事も続けられない	
7) 長時間（約15秒以上）宙をじっとみつめている	
8) 一つのことに注意を集中するのが困難である	
9) すぐに注意散漫となる	
10) 一度に2つ以上のことに注意を向けることができない	
11) 注意をうまく向けられないために，間違いをおかす	
12) 何かをする際に細かいことが抜けてしまう（誤る）	
13) 落ち着きがない	
14) 一つのことに長く（5分以上）集中して取り組めない	
全く認めない	0点
時として認める	1点
時々認められる	2点
ほとんどいつも認められる	3点
絶えず認められる	4点

56点満点で，高得点ほど注意障害が重度となる。

(Ponsford J, Kinsella G：The use of a rating scale of attentional behavior. Neuropsychol Rehabili, 1：241-257, 1991/矢崎　章，枝久保達夫，星　克司，ほか：臨床的注意評価スケールの信頼性と妥当性の検討. 総合リハ, 25：567-573, 1997 より転載)

がな「い」…と交互に順番に結んでゆく課題でともにその所要時間を測定する。視覚性の持続性注意，選択性注意を評価する。

❷ 標準注意検査法（Clinical Assessment for Attention：CAT）

全般性注意をみる評価法として日本高次脳機能障害学会より2006年に出版された。7つの下位検査より構成される。

> **KeyWord**
> *標準注意検査法（CAT）*
> 標準化された注意機能検査で全般性注意を評価する方法。7つの下位項目で構成される。

【表4】Moss Attention Rating Scale（MARS）日本語版の評価項目

```
 1）＊何もしていない時には落ち着きがなく，そわそわしている
 2） 関連のない，または話題から外れたコメントを差し挟むことなく会話を継続する
 3） 中断したり，集中力を失うことなく，数分間課題や会話を継続する
 4）＊他にしなければならないこと，考えなければならないことがある時には，課題の遂行を中断する
 5）＊課題に必要な物が，例え目にみえ，手の届く範囲にある場合でもそれを見落としてしまう
 6）＊その日の早い時間，または休息後の作業能力がもっともよい
 7） 他人とのコミュニケーションを開始する
 8）＊促さないと，中断後，課題に戻らない
 9） 近づいてくる人の方をみる
10）＊中止するようにいわれた後も活動や反応を継続する
11） 次のことを始めるために，スムーズに課題や段階を中断できる
12）＊現在の課題や会話ではなく，近くの会話に注意が向く
13）＊能力の範囲内にある課題に着手しない傾向にある
14）＊課題において数分後にスピードや正確性が低下するが，休憩後に改善する
15）＊類似した活動における作業能力が，日によって一致しない
16）＊現在の活動を妨げる状況に気づかない
17）＊以前の話題や行動を保続する
18） 自身の作業の結果における誤りに気づく
19） （適切か否かにかかわらず）指示がなくても活動に着手する
20） 自身に向けられた対象物に反応する
21）＊ゆっくりと指示が与えられた時，課題の遂行が改善する
22）＊課題と関係のない近くにある物を触ったり，使い始めたりする
```

1点：明らかにあてはまらない 〜 5点：明らかにあてはまる
＊印は逆転項目のため 6−（上記点数）として評価

(Whyte J, Polansky M, Fleming M, et al. : The Moss Attention Rating Scale for traumatic brain injury : further explorations of reliability and sensitivity to change. Arch Phys Med Rehabil, 89（5）: 966-973, 2008/澤村大輔, 生駒一憲, 小川圭太, ほか : Moss Attention Rating Scale日本語版の信頼性と妥当性の検討. 高次脳機能研究, 32（3）: 533-541, 2012より引用)

1) スパン（Span）
(1) 数唱（Digit Span）：即時記憶および単純な注意の範囲や強度を評価する
　数字（2〜9桁）を提示（読み上げる）し，順番通りおよび逆順に答える課題。
(2) 視覚性スパン（Tapping Span）：短期記憶の評価

数字（2〜9桁）を提示（指し示す）し，順番通りおよび逆順に答える課題。

2) 抹消・検出検査（Cancellation and Detection Test）
(1) 視覚性抹消課題（Visual Cancellation Task）
　ターゲットとなる文字「か」または数字「3」，図形をできるだけ早く，見落とさずに消す課題。視覚性の選択的注意を評価する。

(2) 聴覚性検出課題（Auditory Detection Task）
　付属のCDを用いる。「ト」「ゴ」「ド」「ポ」「コ」を毎秒1音のペースで聴覚的に提示しターゲット語音である「ト」の時に合図する課題。聴覚性の選択性注意を評価する。

3) SDMT（Symbol Digit Modalities Test）
　数字，記号の組み合わせから提示された記号に対する数字を時間内（90秒）にできるだけ多く記入する課題。

4) 記憶更新検査（Memory Updating Test）
　口頭で提示された数字列（3〜10桁）のうち末尾の3〜4桁のみ答える課題。

5) PASAT（Paced Auditory Serial Addition Test）
　Part1では2秒に1回，Part2では1秒に1回，ランダムに読み上げられる1〜9までの数字とその1つ前に聞いた数字を足してその和を答える課題。

6) 上中下検査（Position Stroop Test）
　「上」「中」「下」の3語が位置的に上部，中間，下部の高さにランダムに配置されているものを文字に惑わされることなくできるだけ早くその位置を回答する課題（「下」と書

いてあっても，上部に配置されていれば，「上」と答えるのが正しく，「下」と答えてしまうのは誤り）。
※3）～6）では主に分配性注意，転換性注意，ワーキングメモリを評価する。

7) CPT（Continuous Performance Test）
　パソコンを用いる課題で以下の3つがある。持続性注意，選択性注意を評価する。
(1) SRT（Simple Reaction Time）課題：数字の「7」が1～2秒のランダムな間隔で80回表示され，表示されたら素早くキーを押す。
(2) X課題：1～9までの数字が400回ランダム表示され，「7」が表示されたら素早くキーを押す。
(3) AX課題：1～9までの数字が400回ランダム表示され，「3」の直後に「7」がされた時にのみ素早くキーを押す。

　なお，上記机上検査は紙面で説明するには限界がある。自身で施行する機会がない読者は実際に検査の様子を一度みることをお勧めする。

Ⅳ. 注意障害のリハビリテーション及び対応について

　頭部外傷による注意障害のために日常生活，社会生活においてあらゆる支障をきたしうるためリハビリテーションが重要なのはいうまでもない。注意障害のリハビリテーションにあたっては日常生活，社会生活における問題点を挙げ，患者・家族（介護者）のニーズをもとにゴール設定をする。薬物療法も行われているがここではリハビリテーションを中心に述べる。

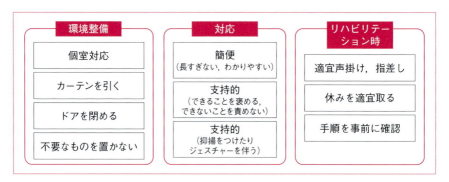

【図4】注意障害のリハビリテーションにあたっての対応の工夫

　Sohlbergは認知リハビリテーションとして，①認知機能全般を非特異的に刺激し，賦活させるアプローチ，②生活適応の拡大を図る代償的アプローチ，③根本にある認知障害に対する特異的なアプローチ，を挙げている[18]。これらに加え，補填的（補助的手段の導入），行動的（「注意」行動の喚起），環境調整的な介入をするのが一般的である。

　注意機能に特化したリハビリテーションとして，Sohlbergによる全般性注意の分類（持続性注意，転換性注意，選択性注意，分配性注意）をし，それに対応した方法で注意プロセス訓練（Attention Process Training：APT）が行われている。現在はAPTを一部修正したMAPT（Modified Attention Process Training）として使用されている[19]。

　Cireroneは注意障害のリハビリテーションに関するメタアナリシスを行っており，それによれば，もっとも推奨できるレベルは，APTと注意障害の自覚を促すメタ認知訓練となっている[20]。

　リハビリテーションを行うにあたって，注意障害患者の一般的な対応としては，頭部外傷患者に多い易疲労性も考慮し，こまめに休みを取らせつつ，複数のことを同時にさ

> **Key Word**
> ＊注意プロセス訓練（APT）
> 全般性注意の4つの分類（持続性注意，転換性注意，選択性注意，分配性注意）に基づき，それに対応したリハビリテーションの方法。

せない，時間をかけて急かさない，できなくても責めない（できたら褒める），簡便でわかりやすく指示を出す，集中しやすい環境を作る，などの他，覚醒度を高めるための働きかけなど，注意障害ゆえの工夫が必要である（図4）．

　近年は，パソコンなど電子機器を用いたリハビリテーションが普及してきており，これらに関する報告も増えてきている．また，MRI拡散テンソル画像やfMRIなどによる画像解析による検討が行われつつあり，今後の治療やリハビリテーションに期待ができる．

文　献

1) 立神粧子：ニューヨーク大学医療センター・ラスク研究所における脳損傷者通院プログラム「脳損傷者通院プログラム」における前頭葉障害の定義（前編）．総合リハ, 34：487-492, 2006.
2) 鹿島晴雄, 半田貴士, 加藤元一郎, ほか：注意障害と前頭葉損傷. 神経研究の進歩, 30：847-858, 1986.
3) Geschwind N : Disorders of attention : a frontier in neuropsychology. Philos Trans R Soc Lond B Biol Sci, 298：173-185, 1982.
4) Lezak MD : Neuropsychological Assessment. 3rd ed., Oxford Univ Press, NewYork, 1995.
5) Sohlberg MM, Mateer CA : Attention Process Training. Association for Neuropsychological Research and Development, Washington D.C., 1986.
6) 加藤元一郎：前頭葉と注意. 臨床神経, 41：1134-1136, 2001.
7) Jennett B, Snoek J, Bond MR, et al. : Disability after severe head injury : observations on the use of the Glasgow Outcome Scale. J Neurol Neurosurg Psychiatry, 44 (4)：285-293, 1981.
8) Whyte J, Polansky M, Fleming M, et al. : Sustained arousal and attention after traumatic brain injury. Neuropsychologia, 33 (7)：797-813, 1995.
9) McDowell S, Whyte J, D'Esposito M : Working memory impairments in traumatic brain injury : evidence from a dual-task

paradigm. Neuropsychologia, 35 (10) : 1341-1353, 1997.
10) Richardson JTE : Clinical and Neuropsychological Aspects of Closed Head Injury. 2nd ed, Psychology Press, Philadelphia, pp.125-156, 2000.
11) 山鳥　重, 早川裕子, 博野信次, ほか：高次脳機能障害マエストロシリーズ1　基礎知識のエッセンス. 医歯薬出版, 東京, p.79, 2007.
12) 先崎　章：高次脳機能障害─精神医学・心理学的対応ポケットマニュアル. 医歯薬出版, 東京, p.102, 2009.
13) Prigatano GP : Disturbances of self-awareness and rehabilitation of patients with traumatic brain injury : a 20-year perspective. J Head Trauma Rehabil, 20 (1) : 19-29, 2005.
14) Ponsford J, Kinsella G : The use of a rating scale of attentional behavior. Neuropsychol Rehabil, 1 : 241-257, 1991.
15) 先崎　章, 枝久保達夫, 星　克司, ほか：臨床的注意評価スケールの信頼性と妥当性の検討. 総合リハ, 25 : 567-573, 1997.
16) Whyte J, Hart T, Ellis CA, et al. : The Moss Attention Rating Scale for traumatic brain injury : further explorations of reliability and sensitivity to change. Arch Phys Med Rehabil, 89 (5) : 966-973, 2008.
17) 澤村大輔, 生駒一憲, 小川圭太, ほか：Moss Attention Rating Scale日本語版の信頼性と妥当性の検討. 高次脳機能研究, 32 (3) : 533-541, 2012.
18) Sohlberg MM, McLaughlin KA, Pavese A, et al. : Evaluation of attention process training and brain injury education in persons with acquired brain injury. J Clin Exp Neuropsychol, 22 (5) : 656-676, 2000.
19) 豊倉　穣：注意障害に対するAttention process trainingの紹介とその有効性. リハ医学, 29 (2) : 153-158, 1992.
20) Cirerone KD, Langenbahn DM, Banden C, et al. : Evidence-based cognitive rehabilitation : Updated review of the literature from 2003 through 2008. Arch Phys Med rehabil, 92 : 519-530, 2011.

第Ⅲ章 頭部外傷の症候学

頭部外傷後の記憶障害

札幌医科大学医学部リハビリテーション医学講座　石合　純夫

ワンポイント・アドバイス
One-point Advice

　頭部外傷後の急性期には，意識障害と注意障害の回復過程の錯乱状態を基盤として，記憶と見当識が障害された外傷後健忘と呼ばれる病態がみられることが多い．受傷前のことを遡って思い出せない逆向性健忘を伴っていることも少なくない．回復期以降に後遺する新しいことを覚えられない記憶障害としては，物語の記憶障害である論理的記憶障害の頻度が高い．一方，少し前に聞いたことをいつもきれいに忘れてしまう典型的な近時記憶障害は少ない．これは，頭部外傷では，近時記憶を担う主要な神経機構であるPapezの回路が系統的に損傷されることが少ないことと対応している．その他，ワーキングメモリの障害，視覚性記憶障害，展望記憶障害が残ることもある．慢性期の逆向性健忘は，重症頭部外傷では前向性健忘と合併してよくみられるが，比較的軽症例において，孤立性逆向性健忘が生じる場合がある．逆向性健忘が意味記憶に及ぶ場合もあるが，意味記憶障害が独立してみられることもある．

はじめに

　頭部外傷による脳実質の損傷は，局在が比較的みえやすい脳挫傷と十分な可視化が難しいびまん性軸索損傷のいずれかまたは合併で起こることが多い．脳挫傷は，外力による衝撃により脳が構造的に頭蓋骨（頭蓋窩）と衝突しやすい前頭葉（下部）や側頭葉前部に起こりやすい．びまん性軸索損傷は，大脳の皮髄境界，矢状面，脳梁，さらに脳幹

【表1】頭部外傷後にみられる記憶の障害

- ●受傷後初期の障害
    - 外傷後健忘
    - 急性期の逆向性健忘

- ●回復期以降に後遺する新しい記憶の障害
    - 論理的記憶障害
    - 対連合学習の障害
    - ワーキングメモリの障害
    - 視覚性記憶障害
    - 展望記憶の障害

- ●受傷前の記憶に関する障害
    - 逆向性健忘（自伝的記憶と社会的出来事）
    - 意味記憶障害

部や深部の構造に生じる。このように，頭部外傷では，側頭葉，前頭葉に加えて深部の構造物にも損傷が及ぶ可能性があり，さまざまなタイプの記憶障害が起こり得る。ここでは，頭部外傷受傷後の急性期の問題から慢性期の後遺障害まで，記憶に関わる障害を幅広く捉えて解説する（**表1**）。

I. 頭部外傷後の初期にみられる記憶の障害

頭部外傷受傷後の急性期には，徐々に意識と注意のレベルが改善するが，新しいことが十分に覚えられず見当識も悪い「外傷後健忘」の時期がみられる。この状態では，受傷前の記憶を遡って思い出せない逆向性健忘もみられる。

❶ 外傷後健忘（post-traumatic amnesia：PTA）

外傷後健忘[1, 2]は純粋な記憶障害ではなく，意識障害と注意障害の回復過程の錯乱状態（confusional state）を基盤とした病態である。見当識が回復し，身の回りで起こる日常的出来事を覚えて，後で思い出す能力が持続するように

> **KeyWord**
> ＊外傷後健忘
> 急性期の錯乱状態を基盤として記憶と見当識が障害された病態。

なった時を外傷後健忘の終了時点とする。この判定基準として，Galveston Orientation and Amnesia Test (GOAT)[1,3]がよく用いられている。外傷後健忘の期間は，昏睡の期間を含める場合[4]と，昏睡からの回復後の期間とする場合[3]があるが，いずれも予後予測に有用といわれている。例えば，昏睡期間を除く外傷後健忘の期間が14日以下の場合に，受傷後6ヵ月以降のGlasgow Outcome Scaleでみた回復良好例が多いという報告[3]がある。また，退院時のFunctional Independence Measure（FIM：機能的自立度評価法）でみた場合でも，外傷後健忘の長さは予後予測に有用という[5]。ただし，GOATが我が国で汎用されているとはいえず，Mini-Mental State Examination（MMSE）や改訂長谷川式簡易知能評価スケール（HDS-R）で見当識，記憶，注意が回復しているかを継時的に調べてもよい。

❷ 急性期の逆向性健忘

逆向性健忘は，記憶障害を起こす脳損傷が起こる以前の記憶が遡って障害される病態である。急性期には外傷後健忘の時期があることが多く，また，患者の自伝的記憶に関する情報も乏しく，逆向性健忘について詳しく調べた報告は少ない。受傷後経過が平均48時間という早期に検討が行われた軽症外傷性脳損傷（mild traumatic brain injury：MTBI）の検討では，逆向性健忘の頻度・期間は，Glasgow Coma Scale（GCS）の点数（14対15），また，外傷後健忘の期間と関連がみられた[6]。ただし，軽症例であり，逆向性健忘の期間の平均は25.7分で最長でも30時間ほどであった。一方，重症例で外傷後健忘期間中に調べた検討[7]では，10年以上に渡る逆向性健忘の期間がみられ，古い記憶の方が思い出しやすい時間的勾配がみられた。急性期の逆向性健忘は経過とともに回復ないしは期間が短縮する

といわれている[8]。しかし，受傷前の比較的短期間の記憶は遠隔記憶として定着する前であり，外傷後健忘の回復後でも思い出せない可能性がある。

II．回復期以降に後遺する新しい記憶の障害

頭部外傷後に後遺する高次脳機能障害の中で，記憶障害の頻度は高い[8]。新しいことを覚えて，引き続いてさらされるさまざまな事象による妨害に耐えて把持しておく記憶を「近時記憶」という。典型的な近時記憶障害は，Papezの回路（主に海馬-脳弓-乳頭体-視床前核-帯状束-海馬からなる）の損傷によって起こる。アルツハイマー病の初期症状としてみられる前向性健忘がこれにあたり，HDS-RやMMSEにおいて，3つの物品名の記銘後に引き算などの妨害課題を実施すると，何分もたたないのに，しばしば3つとも思い出せなくなってしまう。頭部外傷後では，このような典型的前向性健忘は少ない。一方，ある程度長い話の内容を整理して覚えることが難しく，途中でメモを取る必要があるという障害がしばしばみられる[1]。

❶ 論理的記憶障害

ニュース記事のような2～3個のやや長い文章を聞いて，直後および遅延後にどれだけ思い出せるかという物語の記憶を「論理的記憶」という。我が国では，ウエクスラー記憶検査（WMS-R）[9]の論理的記憶Ⅰ（直後）とⅡ（遅延）について，年齢に応じたパーセンタイルが求められる。WMS-Rの物語は，人名，地名，数字など脈絡の乏しい事項をとどめておくワーキングメモリの負荷も高く，比較的難しい。リバーミード行動記憶検査（RBMT）[10]にも似たような物語の記憶検査があるが，比較的覚えやすい起承転

▶ KeyWord
＊論理的記憶
2～3個のやや長い文章からなる物語を聞いて覚える記憶。

結であり，感度が低い印象がある。

筆者が科学研究費助成事業の「外傷性脳損傷者の復職指導に関する研究」において，「仕事中の記憶など認知的負担に関するアンケート」調査で検討した就労している高次脳機能障害者15名では，記憶障害として，論理的記憶障害を10名，ワーキングメモリ障害を7名，近時記憶障害を7名に認めた[11]。就労しているという点で比較的予後良好な群でも，論理的記憶障害が多いといえる。Greenら[12]の研究によれば，頭部外傷受傷後5ヵ月の論理的記憶の成績は，受傷後1年の生産的活動（就労，学業，自立した家事など）への復帰に関する有力な予後予測因子とされている。論理的記憶障害を残す頭部外傷患者に復職にあたっては，代償手段の利用や職務内容の調整などの指導が大切である。

論理的記憶障害が目立つ症例の検査結果を**表2**に示す。交通事故による両側前頭葉脳挫傷例である。WMS-Rの言語性記憶指標の61という成績はかなり低くみえるが，外来や検査の予定は忘れずに通院可能である。WMS-Rのう

【表2】30歳代男性，頭部外傷例

- ●ウエクスラー記憶検査（WMS-R）
    指標：
        言語性 61, 視覚性 101, 一般的 69, 注意/集中力 105, 遅延再生 68
    下位検査：
        言語性対連合Ⅰ 3回で8組達成
        言語性対連合Ⅱ 8組正答
        論理的記憶Ⅰ 1パーセンタイル
        論理的記憶Ⅱ 1パーセンタイル
- ●ウェクスラー成人知能検査（WAIS-R）
    言語性IQ 98（数唱評価点9：順唱8桁1/2, 逆唱4桁）
    動作性IQ 104
- ●標準言語性対連合学習検査（S-PA）
    有関係対語試験：5-9-10（良好），無関係対語試験：0-3-6（良好）
    総合判定「正常」，無関係対語試験パーセンタイル順位：26
- ●BADS年齢補正した標準化得点 97

ち，言語性対連合Ⅰは3回で8組達成し，約30分後に思い出す言語性対連合Ⅱも8組正答する。標準言語性対連合学習検査（S-PA）の総合判定も「正常」である。すなわち，単語対のような容量の少ない記憶対象は多少時間がかかっても学習し，覚えておくことができ，典型的な前向性健忘ではないことがわかる。一方，論理的記憶では，最初の1文の数語が思い出せるだけであり，Ⅰ・Ⅱともに1パーセンタイルと著しく低下していた。復職に失敗した経験に基づく本人の訴えは，電話の話や仕事上の口頭指示についていけないというものであり，論理的記憶の障害とよく対応していた。

　論理的記憶には，個別の記憶対象の近時記憶に加えて，ワーキングメモリおよび遂行機能が関わっている[13]。しかし，論理的記憶の成績とワーキングメモリの成績が乖離することもある。また，遂行機能には多様な検査課題があり，その成績と論理的記憶の成績との関連を単純化して論じることはできない。

　論理的記憶障害の病巣部位に関する多数例の検討は見当たらない。頭部外傷による脳挫傷の部位は前頭葉に多く，論理的記憶障害例の脳挫傷部位も前頭葉が多い印象がある。しかし，頭部外傷による脳損傷部位は，びまん性軸索損傷をはじめとして，可視化しにくいところも多い。今後，機能画像を含む画像診断技術も取り入れて，論理的記憶に関わる脳部位を明らかにしていく必要がある。

❷ 対連合学習の障害

　対連合学習とは，2つの容量の少ない記憶対象を関連付けて（単語対，図形と色の対），複数を覚える課題である。言語性には，かつて三宅式記銘力検査が用いられていたが，今日では，現代にふさわしい単語を採用し，標準化が行わ

れた標準言語性対連合学習検査（S-PA）[14]が使用できる。S-PAは意味的に関係のある10個の単語対を覚える有関係対語試験と関係のない10個の単語対を覚える無関係対語試験からなっている。WMS-Rの言語性記憶検査は，先に述べた論理的記憶と言語性対連合から構成されている。WMS-Rの言語性対連合は，8個のうち4個が「金属-鉄」のようなやさしい単語対，他の4個が「粉砕-夕暮れ」のような難しい単語対からなっている。また，約30分後の遅延再生がある点が特徴である。この下位検査単体の成績については，一部の年齢群の平均と標準偏差から成績を判断するしかない。なお，言語性対連合Ⅱ（遅延再生）を後に実施するために，単語対の呈示と再生を採点範囲の3回を超えて6回まで繰り返すので，遅れて学習が進む場合を知ることができる。

　対連合学習は，海馬などPapezの回路の損傷による記憶障害において成績低下が明らかとなる。しかし，頭部外傷後の場合は，対連合学習における記憶障害の頻度はそれほど高くなく，成績低下もそれほど重度ではないことが多い。提示した症例（**表2**）のように，論理的記憶障害がある一方で，対連合学習が正常範囲の成績のこともある。一方，対連合学習の成績が低ければ論理的記憶の成績も低いことが多い。WMS-Rの言語性対連合Ⅱの成績をみると，頭部外傷の場合，Ⅰで覚えられたやさしい単語対は大体思い出すことができ，難しい単語対もある程度思い出せることが多い。

　この他，単語の記憶検査としては，15または16個の単語を聞いて覚えることを繰り返すRey Auditory Verbal Learning Test（RAVLT）とCalifornia Verbal Learning Test（CVLT）がある。しかし，我が国では標準化された版が出版されていない。このタイプの単語の記憶検査では，

頭部外傷後に成績低下がみられるが（CVLT）[15]，海馬の体積と記憶障害との関連はみられなかったという報告（RAVLT）[16] もある。

❸ ワーキングメモリの障害

　ワーキングメモリのもっとも単純な課題は数唱（順唱と逆唱）とタッピングスパン（同順序と逆順序）である。これらの課題はWMS-Rと標準注意検査法（CAT）[17] に含まれ，数唱はWAIS-Ⅲ成人知能検査にも含まれている。数唱とタッピングスパンは，それぞれワーキングメモリの音韻性ループと視空間性スケッチパッドの評価といえるが，別なみかたでは単純な注意のスパンの検査とも捉えられる。WAIS-Ⅲにおいては，作動記憶の群指数を出すための下位検査として，数唱以外にもう少し複雑な側面として算数と語音整列を含めている。ただし，算数の課題はワーキングメモリを要するといっても，演算そのものができなくても成績が低下するので，ワーキングメモリだけをみているわけではない。

　単純に，数唱，タッピングスパン，作動記憶群指数の成績がワーキングメモリを反映すると考えた場合，頭部外傷後の高次脳機能障害としてワーキングメモリの障害の頻度は比較的高い[11]。しかし，数唱やタッピングスパンよりも，一時的な記憶バッファへの貯蔵に加えて注意の制御に伴うさまざまな意識的処理を行う中央実行系の関与する課題での障害の方が目立つ[18]。

❹ 視覚性記憶障害

　視覚性の記憶課題で測定される記憶の障害である。WMS-Rでは，図形の記憶，視覚性対連合Ⅰ，視覚性再生Ⅰで視覚性記憶指標が算出され，遅延再生の中に視覚性対

連合Ⅱと視覚性再生Ⅱが含まれている。視覚性記憶範囲は注意/集中力指標の下位検査であるが、視覚性ワーキングメモリの課題でもある。欧米のWMS-Ⅳによる検討[19]では、軽～中等度の外傷性脳損傷患者で視覚性記憶と視覚性ワーキングメモリの成績低下が目立ったという。日常生活では言語性記憶障害が目立ちやすいが、視覚性記憶障害により、物の場所を覚える、出したものを元に戻す、道順を覚えるなどが難しく、社会生活に困難をきたす場合がある。言語性記憶が良好な場合は、視覚性記憶障害に対する代償がある程度可能なことがある。

❺ 展望記憶の障害

行為・行動の意図を形成し、貯蔵し、後で取り出して実行するという、記憶に依存した前方視的活動を「展望記憶（prospective memory）」と呼ぶ[20, 21]。展望記憶は比較的最近になって研究が進められるようになった領域であり、十分に確立していない側面が少なくない。しかし、約束を忘れずに実行する、仕事や学校の予定をこなすといった日常生活に欠かすことができない能力である。作業や体験の流れの中で、意図した内容を保持し、取り出し、実行するという特性から、展望記憶は、事物の記憶に加えて、注意、遂行機能、ワーキングメモリの要素を含む機能である。展望記憶の検査は、出来事基準（event-based：「何かをみつけたら」など手がかりを基準に）、時間基準（time-based）、活動基準（activity-based：何かを終えたら、何かの次に）の3つに大別される。RBMTには、検査終了時に隠した持ち物を「返してください」という「持ち物」課題（活動基準）、タイマーが鳴ったら「今度はいつ来ればいいでしょうか」と予約を訪ねる「約束」課題（出来事基準）が含まれている。

> **KeyWord**
> *展望記憶
> 予定を立てて行動の中で実行する記憶に依存した前方視的活動。

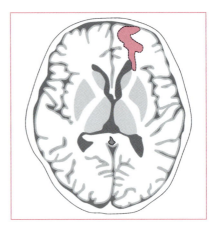

【図1】展望記憶障害が独立して生じた症例の頭部MRI模式図

　展望記憶の障害は頭部外傷後に認められることが多く[21]，限局性病巣としての責任病巣推定は難しい。しかし，fMRIなどによる機能画像研究では，展望記憶課題とBrodmann 10野を中心とする前部前頭前皮質の活動との関連が示されている[22]。**図1**は頭部外傷後に既存の記憶検査を含むすべての神経心理学的検査で「平均の上」相当の優秀な成績を示したが，日常生活と職業生活で展望記憶障害を呈した例の頭部MRIの模式図である。脳挫傷のため皮質から深部の白質に至る損傷であるが，Brodmann 10野の皮質・皮質下を中心とした病巣といえる。

　展望記憶は，実生活の行動レベルに対応した評価ができる検査がなく，テストバッテリーの作成・標準化が待たれる。

Ⅲ．受傷前の記憶に関する障害

❶ 逆向性健忘

　逆向性健忘は，記憶障害の原因となる疾病発症や外傷受

> **KeyWord**
> ＊逆向性健忘
> 疾病発症や頭部外傷受傷の時点より遡って思い出せない病態。

傷より以前の記憶内容を思い出せない病態である。自伝的記憶と社会的出来事の遠隔記憶の障害を取り上げることが多いが，広義には，定着していた意味記憶の障害を含める場合がある。重症頭部外傷後の逆向性健忘の頻度は高い[23]。逆向性健忘では，どの程度遡って思い出せないかの期間を調べる。一般的には，より最近の記憶障害の方が重く，古い記憶になるほど思い出しやすいという時間的勾配がある。しかし，これは典型的な前向性健忘とともに起こる場合であり，受傷時のGCSが5以下と重く意識障害の期間も長い頭部外傷例では，時間的勾配を認めないことが多い[7, 23]。逆向性健忘の期間はしばしば10年以上に及ぶ。ただし，頭部外傷例は若いことも多く，何十年も遡って調べられないために時間的勾配を明らかにできない可能性がある[23]。逆向性健忘はPapezの回路に限局した病巣では，あっても短期間であり，周辺に病変が及んだ場合に起こることが多い[24]。逆向性健忘は側頭葉外側よりの病巣で起こる頻度が高く，前頭葉の限局性病巣では少ない[25]。しかし，前頭葉が遠隔記憶などの取り出しに関与している可能性もある。

　記憶障害の原因となる病態が生じ，当初，前向性健忘に加えて逆向性健忘がみられ，後に前向性健忘が改善する一方で明らかな逆向性健忘が残存することがある[26]。このようにほぼ独立して逆向性健忘がみられる状態を「孤立性逆向性健忘」という。エピソード記憶（自伝的記憶と社会的出来事）または意味記憶，あるいは，両者に障害がみられる場合がある。頭部外傷後の報告も少なくない。画像診断上の損傷部位としては，側頭極など側頭葉の報告が比較的多いが，他の病巣部位の例もある[25]。軽症外傷性脳損傷で受傷時の意識障害も短くMRIで所見のない例で，かなりの長期間の逆向性健忘が独立して残存することがある。心

因性の可能性を完全に除外することは難しいが，MRIの定量的解析[27]などをさらに進める必要がある。

❷ 意味記憶障害

　物体，事実，概念などに関する言語性・視覚性に捉われない「知識」と呼べる確立した記憶が幅広く，あるいは部分的に障害された病態である[28]。意味記憶障害では，失語と異なり，対象の呼称や言語による説明ができないだけでなく，意味そのものがわからない。意味記憶障害は「広義の」逆向性健忘に含まれるが，独立して起こることもある。また，しばしば前向性健忘とは乖離して生じる。意味記憶障害は，広範に意味記憶が障害されるのではなく，特定の意味的カテゴリーに起こる場合がある。特に，無生物よりも生物のカテゴリーに起こりやすい傾向がある。意味記憶にとって重要な脳部位は前部側頭葉と考えられているが[29]，意味記憶障害例の病巣をみると必ずしも限局性ではない。その理由としては，ヘルペス脳炎，外傷性脳損傷，前頭側頭葉変性症（意味性認知症）による症例が多いためである。外傷性脳損傷では，病巣部位と意味記憶障害との関係はあまり明確でないことが多い[23]。

おわりに

　頭部外傷では，Papezの回路など記憶に関わる脳組織が系統的に損傷されるわけではない。そのために，新しい記憶の障害といっても，一言で「前向性健忘」と表現して症状を正確に表現することは難しい。そのため，即時記憶，近時記憶，ワーキングメモリという時間や機序で付けた名称に振り回されずに，下位検査などの課題ベースで記載して考察するのがよく，社会復帰にあたっての代償手段や注意点の指導にも役立つ。

文　献

1) 石合純夫：高次脳機能障害学 第2版．医歯薬出版，東京，pp.262-274, 2012.
2) Wilson BA, Baddeley A, Shiel A, et al. : How does post-traumatic amnesia differ from the amnesic syndrome and from chronic memory impairment? Neuropsychol Rehabil, 2：231-243, 1992.
3) Levin HS, O'Donnell VM, Grossman RG : The Galveston orientation and amnesia test. A practical scale to assess cognition after head injury. J Nerve Ment Dis, 167：675-684, 1979.
4) Nakase-Richardson R, Yablon SA, Sherer M : Prospective comparison of acute confusion severity with duration of post-traumatic amnesia in predicting employment outcome after traumatic brain injury. J Neurol Neurosurg Psychiatry, 78：872-876, 2007.
5) Zafonte RD, Mann NR, Millis SR, et al. : Posttraumatic amnesia : its relation to functional outcome. Arch Phys Med Rehabil, 78：1103-1106, 1997.
6) Luoto TM, Iverson GL, Losoi H, et al. : Clinical correlates of retrograde amnesia in mild traumatic brain injury. Brain Inj, 29(5)：565-572, 2015.
7) Levin HS, High WM, Meyers CA, et al. : Impairment of remote memory after closed head injury. J Neurol Neurosurg Psychiatry, 48：556-563, 1985.
8) Cristofori I, Levin HS : Traumatic brain injury and cognition. Handb Clin Neurol, 128：579-611, 2015.
9) Wechsler D：ウエクスラー記憶検査法WMS-R（杉下守弘，訳著）．日本文化科学社，東京，2001.
10) Wilson BA, Cockburn J, Baddeley A：日本版 RBMT リバーミード行動記憶検査（綿森淑子，原　寛美，宮森孝史，ほか，訳）．千葉テストセンター，2002.
11) 石合純夫，青木昌弘，小田桃世，ほか：就労している高次脳機能障害者に対する「仕事中の記憶など認知的負担に関するアンケート」調査．第54回日本リハビリテーション医学会学術集会抄録．岡山，2017.
12) Green RE, Colella B, Hebert DA, et al. : Prediction of return to

productivity after severe traumatic brain injury : investigations of optimal neuropsychological tests and timing of assessment. Arch Phys Med Rehabil, 89 (12 Suppl) : S51-60, 2008.
13) Robertson IH : Traumatic brain injury : recovery, prediction, and the clinician. Arch Phys Med Rehabil, 89 (12 Suppl) : S1-2, 2008.
14) 日本高次脳機能障害学会 Brain Function Test 委員会 新記憶検査作製小委員会：標準言語性対連合学習検査（S-PA）．新興医学出版社, 東京, 2014.
15) Dikmen SS, Machamer JE, Powell JM, et al. : Outcome 3 to 5 years after moderate to severe traumatic brain injury. Arch Phys Med Rehabil, 84 : 1449-1457, 2003.
16) Palacios EM, Sala-Llonch R, Junque C, et al. : Long-term declarative memory deficits in diffuse TBI : correlations with cortical thickness, white matter integrity and hippocampal volume. Cortex, 49 : 646-657, 2013.
17) 日本高次脳機能障害学会（旧 日本失語症学会）Brain Function Test 委員会：標準注意検査法・標準意欲評価法（CAT・CAS）．新興医学出版社, 東京, 2006.
18) Vallat-Azouvi C, Weber T, Legrand L, et al. : Working memory after severe traumatic brain injury. J Int Neuropsychol Soc, 13 : 770-780, 2007.
19) Carlozzi NE, Grech J, Tulsky DS : Memory functioning in individuals with traumatic brain injury : an examination of the Wechsler Memory Scale-Fourth Edition (WMS-IV). J Clin Exp Neuropsychol, 35 (9) : 906-914, 2013.
20) Fish J, Wilson BA, Manly T : The assessment and rehabilitation of prospective memory problems in people with neurological disorders : A review. Neuropsychol Rehabil, 20 : 161-179, 2010.
21) Shum D, Levin H, Chan RCK : Prospective memory in patients with closed head injury : A review. Neuropsychologia, 49 : 2156-2165, 2011.
22) Simons JS, Schölvinck ML, Gilbert SJ, et al. : Differential components of prospective memory? Evidence from fMRI. Neuropsychologia, 44 : 1388-1397, 2006.
23) Carlesimo GA, Sabbadini M, Bombardi P, et al. : Retrograde

memory deficits in severe closed-head injury patients. Cortex, 34 : 1-23, 1998.
24) 石合純夫：高次脳機能障害学第2版. 医歯薬出版, 東京, pp.197-220, 2012.
25) Bright P, Buckman J, Fradera A, et al. : Retrograde amnesia in patients with hippocampal, medial temporal, temporal lobe, or frontal pathology. Learn Mem, 13 : 545-557, 2006.
26) Kopelman MD : Focal retrograde amnesia and the attribution of causality : An exceptionally critical view. Cognit Neuropsychol, 17 : 585-621, 2000.
27) Sehm B, Frisch S, Thöne-Otto A, et al. : Focal retrograde amnesia : voxel-based morphometry findings in a case without MRI lesions. PLoS One, 6 (10) : e26538, 2011. doi: 10.1371/journal.pone.0026538.
28) Mayes AR : Selective memory disorders. In : The Oxford Handbook of Memory (eds Tulving E, Craik FIM). Oxford University Press, New York, pp.427-440, 2000.
29) Patterson K, Nestor PJ, Rogers TT : Where do you know what you know? The representation of semantic knowledge in the human brain. Nat Rev Neurosci, 8 : 976-987, 2007.

第Ⅲ章 頭部外傷の症候学

頭部外傷後の前頭葉機能障害

慶應義塾大学医学部精神神経科学教室　三村　將

> **ワンポイント・アドバイス**
> One-point Advice
>
> 　ヒトの前頭前野は線維連絡を持つ皮質下領域と併せて，遂行機能と関連した背外側回路，動機づけと関連した内側前頭葉回路，そして抑制機能と関連した眼窩回路の3つの回路に機能区分される。それぞれの回路の損傷により遂行機能障害，アパシー，そして脱抑制が生じると考えるとわかりやすい。頭部外傷後の症候としては眼窩回路の機能異常が中心にはなるが，当然クリアカットに分けられるものではなく，さまざまな前頭葉と関連した症候が共存・混在している。
> 　本節では，背外側前頭前野と関連する症候のうち，保続－反応抑制の障害，概念の転換障害，流暢性の低下，注意障害，ワーキングメモリの障害，知能－思考の障害，遂行機能障害，展望記憶の障害，人格変化・意欲低下について論じ，ベッドサイドで比較的簡単に施行できる代表的な神経心理学的検査を紹介した。最後に，頭部外傷例としてはやや特異であるが，背内側前頭前野に局在性脳挫傷を有する症例について，その前頭葉関連症候と神経心理学的所見について述べた。

Ⅰ. 前頭葉の機能領域と頭部外傷による前頭葉症候

　ヒトの前頭葉は大脳の前方約3割を占め，解剖学的に運動野-運動前野よりも前方にある前頭葉皮質を前頭前野（prefrontal cortex：PFC）と呼ぶ。PFCは前頭葉のなかでも系統発生的にみてもっとも新しく，高度な精神神経機能に関係する領域であり，前頭葉損傷に特徴的と考えられている多くの認知・行動障害はこのPFCの病変と関連し

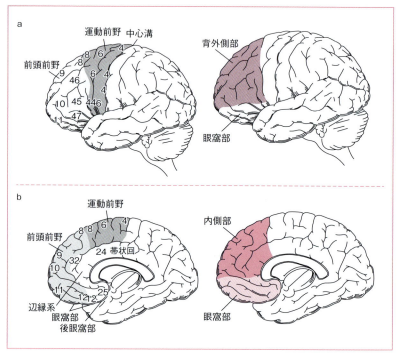

【図1】前頭葉の機能解剖学的区分
外側面(a)と内側面(b)を示す。

ている。PFCは一般に背外側部（dorsolateral PFC：DLPFC、主にBrodmannの8野、9野、46野）と眼窩部（orbitofrontal cortex：OFC、Brodmannの10野、11野、12野）、さらにその上方の内側部（medial PFC、Brodmannの24野と32野、および6野、8野、9野、10野の内側面）の3つに分けて考える[1]（図1）。

この3つのPFC領域は線維連絡を持つ皮質下領域と併せて3つの回路で考えると理解しやすい。すなわち、遂行機能（executive function）と関連した背外側回路、動機づけ（motivation）と関連した内側前頭葉回路、そして抑制

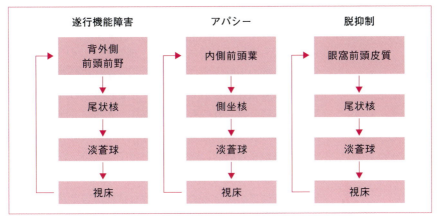

【図2】前頭葉-皮質下系回路
(Cummings JL：Frontal-subcortical circuits and human behavior. Arch Neurol, 50：873-880, 1993より引用)

機能(inhibition)と関連した眼窩回路である。そしてそれぞれの回路の損傷により遂行機能障害(executive dysfunction),アパシー(apathy),そして脱抑制(disinhibition)が生じるとする[2](図2)。

本書の第Ⅱ章で述べられているとおり,頭部外傷で損傷を受けやすいのは,その受傷機転と頭蓋骨の構造上,前頭葉および側頭葉の底面である。したがって,前頭葉に関していえば,上述の3つのPFC系回路のうち,特にOFCが中心となる。OFC損傷に伴って生じる臨床症候の中核は社会的行動障害と脱抑制である。社会的行動障害については,本書の次節(第Ⅲ章-4)で詳しく扱っているため,本節では割愛する。また,脱抑制については,本サテライト・セミナーのプロシーディング既刊である『注意と意欲の神経機構』の第Ⅱ章で「脱抑制症候群」として論じたことがあるので,同書を参照されたい[3]。なお,medial PFC回路損傷と関連の深いアパシーについても,『注意と意欲の神経機構』のなかで詳しく論じられている。

したがって，本節では，頭部外傷後に生じる主にDLPFC損傷に伴う症候を中心に論じることとする。なお，いうまでもないことではあるが，前頭葉はこの3つの回路以外にも他の大脳皮質，基底核，辺縁系，脳幹網様体などと複雑な線維連絡を有しており，上記の3つの回路はクリアカットに分けられるものではない。さらに，たとえ脳挫傷による局在性の前頭葉損傷であっても，これらの3回路のいずれかを選択的に傷害するわけではない。びまん性軸索損傷の多発をみる場合はなおさらである。したがって，臨床的にはアパシーと脱抑制が遂行機能障害と共存することもまれではない。

Ⅱ. 背外側前頭前野の機能とその評価法

表1に上記3つの回路を含めた前頭葉損傷で臨床的に観察されることの多い症候を列記した[4]。脳全体のシステムのなかで，前頭前野は知覚的・認知的入力を受け，適切な判断，操作を行い，運動系，行為系に出力していく役割を担っている。人間らしさとは，環境のなかで，ときに惰性や常同的な反復を抑制し，特定の行動様式から開放され，自由に柔軟で多様な応答ができることである。特にDLPFCが損傷されると，抑制機能が働かなくなり，ステレオタイプでワンパターンな行動様式が出現しやすくなる。DLPFCの損傷では，しばしば障害領域（言語，行為，認知，記憶，情動など）の同定が困難であり，むしろ各個有領域を越えた障害がみられ，低次の運動・感覚から高次の認知・行動にいたるまでの，さまざまな機能階層の障害に共通項があるとされる[5]。

なお，DLPFCが重要な役割を担っている注意と記憶に関しては，それぞれ本書第Ⅲ章の1と2で詳しく論じられ

【表1】前頭葉機能障害の症候学

問題点	認知機能区分
●邪魔が入ると，すぐに気がそれてしまう	distractibility
●同時に2つ以上のことをこなせない	divided attention
●頭の切り替えができない，ワンパターン	cognitive shift
●変化や不意打ち場面に弱い	flexibility
●手順よく物事を進められない	executive function
●やる気が出ない	motivation
●衝動的で抑制が利かない	inhibition
●適切な判断ができない	decision making
●対人関係場面で問題が明らかになる	social cognition
●自分の行動をモニターできない	monitoring
●自分でもどこが悪いかよくわからない	awareness
●目先の利益にとらわれる	future thinking

（三村　將：前頭葉の臨床神経心理学．高次脳機能研究，36：163-169, 2016 より転載）

ているため，ここではごく簡単な記載にとどめた。

❶ 保続-反応抑制の障害

　行為の遂行には適切な刺激や活動を選択する必要があるが，そのためには不適切で余分な刺激や活動を抑制する必要がある。DLPFC損傷ではこれらの抑制障害が指摘されており，保続（perseveration）を中核として，過剰反応性，妨害制御の障害などがみられる。保続とは，先行する状況における反応（言葉や運動）が現在の状況ではすでに不適切になっていても，その誤反応が持続したり，混入したりする場合を指す。病的な保続の基盤には反応抑制の障害があると考えるのが，臨床的には理解しやすい。

　保続は脳損傷においては広汎に観察される現象であり，運動要素の変換困難のレベルから高次の概念の変換障害のレベルまで多岐にわたる。したがって，脳の他部位の病変でも保続は出現するため，保続のすべてに前頭葉が特異的

KeyWord
＊保続
先行する状況における反応が現在はすでに不適切になっていても，その誤反応が持続したり，混入したりする現象。

に関与するという考えは否定的である．しかし，保続全般は前頭葉損傷で出現しやすい．このことは，後部脳がより空間的な処理を担うのに対し，前部領域が時間的処理に特に関与しており，したがって前頭葉損傷においては継時的・連続的な時間性を内包した刺激の処理がより困難になるとも考えられる．

❷ 概念の転換障害

多種多様な環境のなかで，人間は異なる刺激対象に対して共通のラベリングをし，能動的にカテゴリー化することで，反応の複雑さを軽減している．また，概念を表す語によって事物の整理や関係づけ，抽象的思考が可能となる．

保続現象のなかで，一つのことから別のことへ切り替えることができない「概念の転換障害」はDLPFC損傷における中核的な症状と考えられる．いったん頭のなかに成立した反応パターンや概念，心の構え（心的セット）を別なものに切り替えることは，常に変化する環境にヒトが適応するためには必須の機能である．これができなくなることは，より高次の保続と考えられる現象であり，杓子定規で融通がきかなくなる．臨機応変に事を運ぶことができなくなり，一つにこだわり柔軟性がなくなってしまう．

DLPFC損傷患者では，日常的・習慣的な行為や認知傾向を抑制することが困難になる．したがって，普段からやり慣れているステレオタイプの行動には問題がないが，一方で予想していない新奇な状況や，機転が必要となる「びっくり問題」にはうまく対応できない．

概念の転換を調べる代表的な検査としては，前頭葉機能検査としてよく用いられるウィスコンシンカード分類検査（Wisconsin Card Sorting Test：WCST）が挙げられる．WCSTはPFC，特にDLPFCの損傷に鋭敏であることが

▶KeyWord
＊ウィスコンシンカード分類検査
前頭前野背外側損傷に伴う概念ないし"セット"の転換障害を検出し，定量的に評価するために有用な検査．

知られている．WCSTは前頭葉損傷患者では成績が低下し，一方後部脳（特に頭頂葉）損傷患者ではあまり成績が低下しない．反対に，標準的な知能検査であるウェクスラー成人知能検査（Wechsler Adult Intelligence Scale：WAIS）は後部脳損傷患者では成績が低下し，一方で前頭葉損傷患者では比較的成績が保たれる．その意味でWCSTとWAIS，前頭葉損傷と後部脳損傷との間には古典的な部位と検査に関するTeuberの二重乖離の法則が成立している．さらに，同じくPFCの局在損傷であっても，WCSTは特にDLPFC損傷に鋭敏である．すなわち，DLPFC損傷でWCSTの著明な成績低下を認める一方，OFC損傷例やmedial PFC損傷例では成績が保たれている場合も少なくない．頭部外傷後にOFCやmedial PFCに広汎な脳挫傷を認めても，WCSTや後述する遂行機能障害症候群の行動評価（Behavioural Assessment of Dysexecutive Syndrome：BADS）の成績が比較的保たれていた症例を図3に示す．

❸ 流暢性の低下

前頭葉損傷に起因する失語としては，左中大脳動脈症候群として捉えられるBroca失語と，一側あるいは両側の補足運動野を含む前頭葉内側面の損傷による超皮質性運動失語とが知られている．しかし，明らかな失語とは捉えられなくても，左DLPFC損傷では自発言語の減少がみられることが多い．運動や精神活動の全般的な減少もみられる．発想も貧困になり，いつも同じものばかり食べる，同じ服を着る，といった生活面で変化が乏しいことも参考になる．

ベットサイドで行える簡易な検査として，語の流暢性については，例えば「し」「い」「れ」など，語頭音を提示して，その音で始まる言葉をできるだけたくさん挙げてもらう（語頭音による流暢性）．カテゴリーの流暢性としては，例

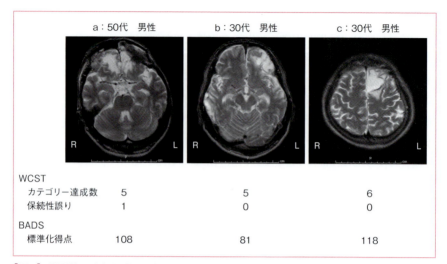

【図3】前頭葉眼窩部損傷例（a, b）および前頭葉背内側損傷例（c）におけるWCSTとBADSの成績

えば「動物」「乗り物」「野菜」の3つを用いる。DLPFC損傷ではカテゴリーの流暢性に比べて，語頭音による流暢性が低下しているのが特徴である。語頭音による流暢性は左DLPFC損傷で特に低下し，その成因については言語性の要因と発動性低下，抑制障害が関与するとされる[6]。抑制障害に関しては，語頭音による流暢性課題は意味処理による習慣的語用を抑制する必要があるためと解釈できる。言語的流暢性課題の日本語版を作成し，標準データを用いた研究が伊藤[7]により報告されている。

他の流暢性を調べる検査として，右DLPFC損傷で低下しやすい図形の流暢性課題（例：できるだけたくさんの図形を思いついて描いてもらう）（図4）や，後述の発散的思考（divergent thinking）・創造性（creativity）ともつながる概念の流暢性課題（例：「空き缶」「レンガ」などの用途をできるだけ自由に思いついてもらうGuilford[8]の考案した

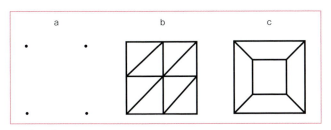

【図4】図形による流暢性課題 Design Fluency Test の例
aの4つの点を結ぶ異なる図形をできるだけたくさん挙げてもらう。b, cはその例。

【表2】創造性検査 Creativity Test

1. 問題に対する感受性：問題点を発見する能力
2. 思考の流暢性：生成するアイデアの量
3. 思考の柔軟性：異なるアイデアを広範に生成する能力
4. 独創性：ユニークな答を出す能力
5. 綿密性：具体的に工夫し完成させる能力
6. 再定義：ものを異なる目的に利用できる能力

Guilford JPによる物品用途検査。

物品用途検査)（**表2**）が挙げられる。

❹ 注意障害

　注意の持続（sustained attention）と注意の集中（focused attention）の障害は脳損傷全般に共通する特徴ではあるが，ことにDLPFC損傷では顕著である。さらに妨害となりうる環境要因があると，不必要な情報を抑制してターゲットに適切に注意を向けることができず，他に注意が転導してしまう［注意の選択（selective attention）の障害］。

　DLPFC損傷でさらに際立った注意の問題としては，後述のワーキングメモリとも関連するが，複数の情報源からの情報を適切に処理することができなくなる。すなわち，2つのことを同時に行ったり［注意の分配（divided attention）］，交互に行ったり［注意の転換（shift of attention）］するのが困難になる．例えば人と話をしながら書類に記入したり，ラジオを聴きながら運転したり，複数の家事（掃除と料理など）をこなしたりといったことに支障をきたす．

これらの注意機能の種々の側面を包括的，総合的に評価する標準化された検査バッテリーとして，標準注意検査法（Clinical Assessment for Attention：CAT）がある[9]．

❺ ワーキングメモリの障害

> **KeyWord**
> *ワーキングメモリ
> 音韻ループ，視空間記銘メモ，エピソードバッファという3つの従属システムと，それらの情報を統制する中央実行系とから成るモデル．

ワーキングメモリとは，複雑な認知作業を行うときに，必要な情報を一時的に保持し，その情報に操作を加えるシステムと定義される．日常生活のなかでは，処理の中間結果を一時的に保持しながら，次の処理を同時に行うという並列的ないし二重の活動はきわめて重要かつ頻度が高い．もっともよく知られているBaddeleyのワーキングメモリシステムモデルに従えば，ワーキングメモリは中央実行系（central executive）と3つの従属システムから成ると仮定されている[10]．すなわち，言語情報の系列的処理や保持に特異的な音声的なリハーサルを行う音韻ループ（phonological loop），視覚イメージの保持や操作を担当する視空間記銘メモ（visuo-spatial sketchpad），さらにさまざまな形で（多次元的に）コード化された情報を一時的に保持するエピソードバッファ（episodic buffer）という3つの従属システムがあり，それらの活動を調整し，情報の流れを統制する中央実行系がある．中央実行系は注意の制御装置であるとされ，ワーキングメモリシステムの中枢的存在である．DLPFCは特に中央実行系と関連が深く，したがってDLPFC損傷ではワーキングメモリが障害されやすい．

ワーキングメモリを評価するには，前述のCATのなかの記憶更新検査（Memory Updating Test）や定速聴覚連続加算検査（Paced Auditory Serial Addition Test：PASAT）を用いることができる[9]。

⑥ 知能-思考の障害

　知能を厳密に定義することは困難であるが，一般に知能には，知識や熟練した技術・技能などからなる結晶性知能（crystallized intelligence）と，過去に獲得された知識などに頼るだけでは解くことができない問題解決能力である流動性知能（fluid intelligence）とに分けられる。通常，臨床場面で神経心理学的に用いられている知能の検査は結晶性知能を評価する課題である[11]。結晶性知能と流動性知能とを思考の側面からみると，前者は答が一つしかない収束的思考（convergent thinking）と，後者は回答が一つに限定されない発散的思考（divergent thinking）とがあり，発散的思考は，思考の柔軟性，自由な発想と関連が深い。

　一般に，WAISで測定されるようなIQは，結晶性知能-収束的思考を反映しており，前述のように後部脳損傷（特に頭頂葉）には鋭敏であるが，DLPFC損傷ではあまり障害されない。一方，DLPFC損傷においては，WAISのIQは保たれ，WCSTや語頭音による語の流暢性に反映されるような流動性知能-発散的思考が障害されやすい。発散的思考を要する課題としては前述のGuilford[8]の物品用途検査が挙げられる。

⑦ 遂行機能障害

　遂行機能という視点は，いわば前頭葉機能という脳損傷の局在に立つ立場と，一方で問題解決能力という心理的な立場との橋渡しをする臨床的な概念であり，言語，行為，

認知，記憶など，ある程度独立性を持った高次脳機能を制御する「より高次の」機能である[12]。一般に遂行機能には①目標の設定，②プランニング，③計画の実行，④効果的な行動という4つの要素が含まれる。また，一つの目標達成のためにはいくつかの副目標を設定することが必要で，系統的に副目標を達成していくことになる。

　DLPFC患者の示す問題解決・遂行機能の障害は検査室での通常の神経心理学的検査には反映されにくく，むしろ日常生活場面でその障害に気づかれることも多い。臨床観察でこれらの障害を聴取するには，料理の手順，銀行や郵便局の手続き，買物の状況などについて尋ねてみることが有用である。日常生活場面での遂行機能障害を評価しうる生態学的妥当性（ecological validity）を有する検査としては，英国のBarbara A. Wilsonらが考案したBADS [13]がよく知られている。

❽ 展望記憶の障害

　展望記憶（予定記憶，prospective memory）とは，将来のある時点で実際に行動する予定の記憶を指し，通常の記憶が過去の事象を想起する回顧記憶（retrospective memory）であるのと対比される。展望記憶には計画の立案や実行といった行動的な要素が必要とされ，認知心理学的メカニズムとして，何かすることがあったという存在想起と，することが何であったかという内容想起とに分けられる。

　展望記憶を簡便に評価するには，日本版RBMTリバーミード行動記憶検査（Rivermead Behavioural Memory Test）[14]の下位検査を用いることができる。

⑨ 人格変化・意欲低下

　DLPFCの損傷が人格変化として気づかれる場合は，発動性や意欲の低下・無関心・無感情などを示すことが多い。易疲労性やうつ状態がみられることもある。また，自らの問題点を十分了解できておらず，「気づき（アウェアネス）」に問題がある場合も多い。

　発動性，意欲のさまざまな側面を自記式評価，他覚的評価，行動観察などにより，包括的，総合的に評価する技法として，やる気スコアがよく知られているが，他に日本高次脳機能障害学会で作成した標準意欲評価法（Clinical Assessment for Spontaneity：CAS）がある[9]。

III. 症例：30代女性，頭部外傷後遺症

【現病歴】

　X年，ジェットスキーに同乗中，橋げたに衝突し，頭部外傷を受傷した。A病院に救急搬送され，脳神経外科に1ヵ月半ほど入院した。1日で意識は回復したものの，事故前後の記憶はなく，入院中の記憶も断片的であった。B病院に転院したが，本人はなぜ入院しているのかわからず，復職できると思って退院した。B病院脳神経外科に通院していたが，半年後に終診となった。

　退院後半年ほどで仕事に復帰し，短時間のアルバイトから再開したが，考えをまとめるのが難しい，疲れやすいといった症状もあり，数ヵ月で退職した。その後，アルバイトでいくつかの職についたが，やはり疲れやすく，注意力散漫で，物覚えも悪く，長続きしなかった。その後は障害者地域作業所に不定期に通所している。単純作業に従事しているが，易疲労性が高く，通所も安定していない。

【精神現在症】

一見してぼうっとした印象で，質問に対しても若干反応が遅れる。本人の事故後の機能面の変化として，以下の問題点を自覚していた。

- 考えをまとめるのが苦手になった。
- 事故後は料理がうまくできなくなり，初めて料理本を買った。
- 料理本を見ながら作っても，調味料を入れ忘れたりする。
- 他の用事が入ると，鍋の火を止めるのを忘れてしまう。
- 買い物や料理は一応できるが，うまく手順がふめないので，外食ですますことが多い。
- 一人でできないことが多くて不安になる。
- 家の修理の説明が理解できず，いわれたことを忘れてしまった。

【神経心理学的検査所見】

1) 一般的知能

HDS-R（改訂長谷川式簡易知能評価スケール）では26/30（カットオフ値は20/21），同じくMMSE（ミニメンタルステート検査）では26/30（カットオフ値は23/24）と正常範囲であった。

WAIS-Ⅲ成人知能検査では，言語性IQ 65, 動作性IQ 58, 全検査IQ 59と著明に低下していた。群指数では，言語理解 66, 知覚統合 65, 作動記憶 56, 処理速度 54と全般に低下していた。言語性の下位検査評価点（平均は10±3）では，単語6，類似4，知識3，理解8，算数3，数唱4，語音整列3といずれも低値だが，単語と理解は相対的に良好であった。また，動作性の下位検査評価点（平均は10±3）では，絵画配列2，絵画完成2，積木6，行列推理5，符号2，記号探し2とやはり全般的に低値だが，相対的に

積木は保たれていた。
　一方，事故前（受傷前）のもともとの知能を評価・推測するために頻用されているJART（知的機能の簡易評価）[15]では，受傷前の予測全検査IQは94と標準範囲内であった。

2）注　意

　WMS-Rウェクスラー記憶検査の下位項目である注意/集中力では73と「境界線」であった。注意/集中力のなかでは，数の順唱5桁，逆唱3桁，視覚性記憶範囲 順唱6桁，逆唱5桁であり，どちらかというと言語性よりは視覚的の注意スパン（範囲）の方が保たれていた。
　CAT[9]では，同年代（健常例30代）の成績と比較して，ほとんどの下位検査がカットオフ値以下となった。さらに，CATの下位検査の一つであるCPT（持続性注意集中力検査）では，いずれの課題でも反応時間が遅く，またばらつきが大きかった。

3）記　憶

　WMS-Rウェクスラー記憶検査の注意/集中力以外の下位項目では，言語性記憶 66，視覚性記憶 52，一般的記憶 56，遅延再生 スケールアウト（50未満）であった。注意/集中力が73と相対的に保たれていたことを勘案すると，記憶機能は低い水準と考えられた。

4）言　語

　問診場面では，日常会話に粗大な問題はなく，失語は認めなかった。

5）行　為

　言語と同様，定型的な検査を実施していないが，問診場

面では，失行は認めなかった．

6）認　知

言語・行為と同様，定型的な検査を実施していないが，問診場面では，視覚・聴覚・触覚にわたって失認は認めないと考えられた．

7）視空間構成機能

MMSEの図形模写課題や時計描画課題では，明らかな視空間構成機能の異常を認めなかった．

8）前頭葉機能・遂行機能

簡便な前頭葉機能障害のスクリーニングに用いるFAB（前頭葉機能検査）では，13/18と軽度の前頭葉機能低下を認めた．WCSTでは，第1段階の達成カテゴリー数が3，ネルソン型の保続性の誤り（PEN）が12と顕著に成績が低下していた．30代の平均の達成カテゴリー数は5.0±1.5である．この第1段階の成績低下は，ヒントを与えた第2段階においても改善されることなく，達成カテゴリー数2，保続性誤り12のままであった．

その他の検査としては，反応抑制・干渉課題である新ストループ検査のパートⅠ-パートⅡ-パートⅢの所要時間がそれぞれ27秒-61秒-101秒，反応の誤りが0-4-7であった．健常例では誤りはほぼゼロであり，所要時間は14.0±2.0秒-15.4±1.7秒-18.9±3.5秒であることを考えると，顕著な反応の抑制障害を認めると考えられた．

語の流暢性課題では，語頭音による語の流暢性は30語（し 13/い 9/れ 8），語彙による流暢性は56語（動物 23/乗物 9/果物 24）であり，健常例で語頭音が27.4±7.6語，語彙が45.7±7.9語であることを考えると，良好に保たれ

ていた。
　問題解決能力，遂行機能の障害を総合的に評価するとされるBADSでは，標準化得点が86と「平均の下」のレベルであり，相対的には保たれていると考えられた。

9）社会的認知
　ギャンブル課題（gambling task）と呼ばれるソマティック・マーカーを評価する課題を実施した。これは前頭葉の眼窩部ないし腹内側部の機能に鋭敏な課題であるとされている。健常例ではトランプのカードを引いていくうちに，ハイリスク・ハイリターンの悪いカードを引かなくなり，ロウリターンだがロウリスクのいいカードを引くようになる。本例のギャンブル課題の結果は，はじめから悪いカードを引かず，いいカードを引いていくという点では良好であったが，課題の意図は最後まで理解できておらず，検査成績の解釈は難しいところであった。

10）情動面の評価
　自記式の簡易抑うつ症状尺度であるQIDS-J[16)]では，14/27と中等度のうつ状態を認めた。また，他覚的うつ状態の評価尺度であるHAM-D（ハミルトンうつ病評価尺度）では14/64と軽〜中等度のうつ状態，同じくMADRSモンゴメリー・アスバーグうつ病評価尺度では13/60と軽度のうつ状態を認めた。

【脳画像所見】
1）頭部MRI（図5）
　FLAIR画像では，左前頭葉背内側領域に高信号域を認めた。皮質下中心に微小出血も散在しており，これらは合わせて陳旧性脳挫傷とびまん性軸索損傷の所見と考えられ

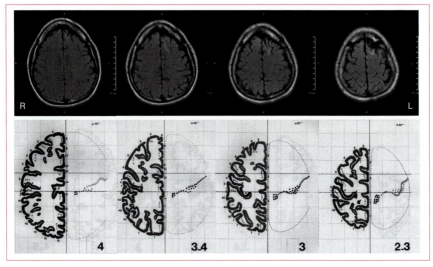

【図5】症例の神経心理学的検査の実施と同時期の頭部MRI FLAIR画像

下のTalairachのアトラス（http://www.nil.wustl.edu/labs/kevin/man/answers/mnispace.html）に照らし合わせると，左前頭前野，Brodmannの8野・6野を中心に脳挫傷創がみられる。

た。この損傷部位をTalairachのアトラス（The MNI brain and the Talairach atlas）（http://www.nil.wustl.edu/labs/kevin/man/answers/mnispace.html）に照らして，損傷されているBrodmann領野を確認すると，前頭前野の8野・6野に相当すると考えられた。

2) 脳血流SPECT（図6）

左前頭葉背内側に集積欠損を伴う血流低下部位を認め，陳旧性脳挫傷による所見が示唆された。さらに，前頭葉全体の血流は年齢に比して両側で低下しており，頭部MRIで示される損傷領域よりも比較的広汎な血流低下が存在していた。明らかな左右差は認めなかった。

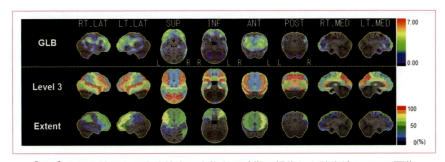

【図6】症例の神経心理学的検査の実施と同時期に撮像した脳血流SPECT画像
最上段のGLBで両側大脳の前方領域（ANT）を中心に緑〜黄色となっており，頭部MRIで見られるより広範な部位に血流低下を認める．

3）脳　波

基礎波は10Hz前後のα波に徐波が混入していた。徐波は左優位の前頭葉領域，すなわち頭部MRIの損傷部位に一致して認められた。α波の減弱は良好で，過呼吸によるbuild-upや光刺激によるドライビングは認めなかったが，特発性異常波を認めた。

【まとめと解説】

まず，神経心理学的検査からは，著明な注意障害と記憶障害，前頭葉機能障害を前景とする，いわゆる高次脳機能障害を認めることは明らかである。特に，一見して明らかなぼうっとした印象は，基本的な注意力障害の存在を強く疑わせたが，これらの高次脳機能障害の様態は機能変動を生じやすく，また易疲労性も強いものと推測される。

一方，言語・行為・知覚・視空間構成能力は相対的に保たれていた。WAIS-Ⅲ成人知能検査に示されるような一般的知能については，言語性・動作性ともに「特に低い」水準であったが，これは本例のように全般性注意が顕著に低下している状況では，時間制限のある課題では時間切れ

になってしまい，見かけ上，不利になっている部分があると考えられる。しかし，もともとの知能を反映するJARTが94と保たれていたのに対し，言語性IQ，動作性IQともに顕著に低下していたことは特筆に値する。

　また，前頭葉機能検査成績は全般に不良であったが，語流暢性やBADS，あるいはギャンブル課題といった具体的で生活場面に近い課題では機能が比較的良好に保たれていたことも本例の特徴的所見である。語彙はむしろ通常より高く保たれていた。

　上記のような神経心理学的検査所見は，複数のモダリティによる脳画像検査所見とも合致した。頭部MRIでは，前頭前野背内側領域，特にBrodmannの8野・6野の陳旧性脳挫傷が明らかであり，さらに前頭葉皮質下に複数のびまん性軸索損傷と考えられる異常信号が散在していた。さらに，脳血流SPECTや脳波では，MRIの異常信号として確認される損傷領域よりさらに広汎な前頭葉内の損傷が正中〜外側領域にかけて広く存在することが示唆された。

　本例の著明な注意障害と記憶障害，前頭葉機能障害はこのような前頭前野背内側領域(Brodmannの8野・6野を含む)を中心に，さらに広汎な前頭葉内病変により十分説明しうる病態である。前述のように，具体的場面では比較的機能が保たれており，より抽象的あるいは複雑な事象のなかで問題点が顕在化することも上記の損傷部位と矛盾しない。また，本例は注意障害のみでは説明困難なほど，記憶障害も突出している。記憶，特に新しいエピソード記憶の学習にとっては海馬や海馬傍回を含む側頭葉内側領域が重要である。本例の脳画像所見では，この側頭葉内側領域の損傷は目立たない。しかし，上述の前頭前野背内側領域に損傷を認めると，いわゆる「前頭葉性記憶障害」の状態を呈し，効率的に出来事を想起することが困難となると考えられる[17]。

最後に，本例の頭部外傷後の所見は通常，臨床現場で遭遇する交通事故後の頭部外傷とはかなり様相を異にしている。これは通常の交通外傷などの頭部外傷例が前頭葉・側頭葉の底面に損傷が生じやすいのに対し，本例はジェットスキーで走行中に橋げたに頭部を強打し，前頭葉背内側に損傷を生じるという特異な受傷機転だったからと考えられる。しかし，だからこそ，このようなBrodmannの8野・6野を中心とした左前頭葉背内側から一部DLPFCに及ぶ損傷により，本例の注意障害，記憶障害，遂行機能障害，意欲低下を中核とする神経心理学的欠損症状が生じたものと考えられる。

文　献

1) 三村　將：前頭葉機能の評価．神経心理学評価ハンドブック（田川皓一，編）．西村書店，東京，2004, pp.111-128.
2) Cummings JL：Frontal-subcortical circuits and human behavior. Arch Neurol, 50：873-880, 1993.
3) 三村　將：脱抑制症候群．注意と意欲の神経機構（日本高次脳機能障害学会　教育・研修委員会，編）．新興医学出版社，東京，2014, pp.157-177.
4) 三村　將：前頭葉の臨床神経心理学．高次脳機能研究, 36：163-169, 2016.
5) 濱中淑彦：人格，行動，情動障害─「前頭葉」症状群を中心に．Clinical Neuroscience, 8：752-758, 1990.
6) 斎藤寿昭，加藤元一郎，鹿島晴雄，ほか：前頭葉損傷とWord Fluency-特に抑制障害との関連について．失語症研究, 12：223-231, 1992.
7) 伊藤恵美：言語流暢性検査に関する神経心理学的研究．名古屋大学大学院環境学研究科博士（心理学）報告甲第7134号，2006（http://ir.nul.nagoya-u.ac.jp/jspui/handle/2237/11208）．
8) Guilford JR：The Nature of Human Intelligence. McGraw-Hill, New York, 1967.
9) 日本高次脳機能障害学会Brain Function Test委員会：標準注意

検査法・標準意欲評価法（CAT・CAS）．新興医学出版社，東京，2006.
10) 三村　將，坂村　雄：ワーキングメモリをめぐる最近の動向．リハビリテーション医学，40：314-322, 2003.
11) 小西海香，堀田章悟，三村　將：知能（intelligence）の評価法．精神科，23：139-146, 2013.
12) 三村　將：前頭葉 1) 遂行機能．高次脳機能障害-その概念と画像診断(武田克彦，波多野和夫，編著)．中外医学社，東京，pp 156-178, 2006.
13) 鹿島晴雄，監訳，三村　將，田渕　肇，森山　泰，ほか，訳：BADS遂行機能障害症候群の行動評価 日本版．新興医学出版社，東京，2003.
14) 綿森淑子，原　寛美，宮森孝史，ほか，訳：日本版RBMTリバーミード行動記憶検査　The Rivermead Behavioural Memory Test. 千葉テストセンター, 2002.
15) 松岡恵子，金　吉晴：知的機能の簡易評価（JART）．新興医学出版，東京，2006.
16) 平成21年度厚生労働省こころの健康科学研究事業「精神療法の実施方法と有効性に関する研究」(慶應大学医学部藤澤大介グループ) 作成：日本語版自己記入式・簡易抑うつ症状尺度（Quick Inventory of Depressive Symptomatology：QIDS-J），2009. http://www.mhlw.go.jp/bunya/shougaihoken/kokoro/dl/02.pdf
17) 三村　將：前頭葉と記憶―精神科の立場から―．高次脳機能研究，27：278-289, 2007.

第Ⅲ章 頭部外傷の症候学

頭部外傷後の社会的行動障害

京都大学大学院医学研究科脳病態生理学講座　生方　志浦
京都大学医学部附属病院精神科神経科　　　　上田　敬太

> **臨床に役立つ　ワンポイント・アドバイス**
> One-point Advice
>
> 　社会的行動障害に対応する認知機能障害は社会的認知機能障害と考えられ，その重要な要素が情動認知である。我々が情動を認知し表出するには情動価を持った外界・あるいは内面からの刺激を正しく知覚し，正しく認知し，適切な内的反応を生じ，適切な表出をするというプロセスが存在する。情動の認知から表出までのどの段階で障害されているかを考えると，社会的認知機能障害が理解しやすいと思われる。情動反応の障害であるアパシー，情動表出の障害である病的泣き笑いは，持続的な気分の障害である「うつ状態」と間違われやすい。ただし，どちらも選択的セロトニン再取り込み阻害薬が治療の第一選択となる。情動の認知が障害されると，「相手がどれくらい怒っているか」といった他者の情動を正しく判定できないために適切な社会行動が阻害されると考えられる。

Ⅰ．精神科における社会的行動障害の分類

　精神疾患の診断に用いられるICD-10国際疾病分類第10版では，第5章「精神および行動の障害」に脳の損傷による行動障害が挙げられている。ここでは記憶以外のさまざまな認知機能も低下したいわゆる「認知症」と並列して，記憶障害のみである「健忘症候群」「器質的に精神病症状を来した状態」「器質的に人格・行動の変化を来した状態」が独立して取り上げられている[1,2]。一方で，アメリカ精

神医学会による精神障害の診断と統計マニュアル（Diagnostic and Statistical Manual of Mental Disorders：DSM）では，2013年のDSM-ⅣからDSM-5への改訂で，診断名および診断基準に大きな変化が加えられている。すなわち，DSM-Ⅳにおいて，ICD-10と同様，「記憶障害」に加えて少なくとももう一つ何らかの認知機能の障害があって初めて「認知症」の診断基準を満たす，とされていたものが，DSM-5では，新たな診断名であるNeurocognitive Disorders（神経認知障害群）が作られ，「記憶障害」に対する特別な扱いはなくなったのである。言い換えれば，それまで「記憶障害」に加えて何らかの認知機能障害があって初めて「認知症」と診断されていたのを，「記憶障害」の有無に関わらず，複雑性注意（注意障害），実行機能（遂行機能障害），学習と記憶（健忘症・知能の低下），言語（失語症），知覚-運動（失認・失行），社会的認知（社会的認知障害，社会的行動障害）のいずれかが障害されていれば，神経認知障害と名付けよう，ということである[3,4]。さらに，ここで注目すべきは，この中に社会的認知の障害を含めることで，社会的行動障害もこの神経認知障害群に分類できるように工夫されている点である。その上で，認知の障害が臨床上意味のある行動障害を伴う場合に，その障害を特定せよ（specifier）とされており，障害の例として，精神病症状，気分の障害，焦燥，アパシー，または他の行動症状が列挙されている。加えて，DSM-5では社会的認知を含めた認知面に障害を認めず，「社会的行動のみ」が障害されているものについては，神経認知障害ではなく，人格・行動の障害に含める形で「他の医学的疾患によるパーソナリティ変化」として分類しており，例として側頭葉てんかんによるパーソナリティ変化などが挙げられている。ここでもどのような類型に分類されるかに

> **KeyWord**
> *社会的認知
> 霊長類にみられる多様で柔軟な社会的行動を支える高次の認知プロセス。

> **KeyWord**
> *アパシー
> 随意的で目的を持った自己産出性の行動の量的な減少。

ついて，特定できれば特定せよ（specifier）が加えられており，不安定型（情動調節障害），脱抑制型（衝動コントロールの欠如），攻撃型（攻撃的行動），無欲型（明白なアパシーと無関心），妄想型（嫌疑もしくは妄想様観念），その他の型もしくは混合型を列挙している。この「パーソナリティ変化」は，人格・行動面を強調した障害名であるが，注釈として神経認知障害と併存することがありうることが記されている。いずれにしても，社会的行動障害の背景には多くの場合，社会的認知の障害，特に情動認知の障害，あるいは情動の表出（どちらかというと認知よりは行動面）の障害が基盤として存在することが想定されている。本節ではICD-10やDSM-5で「特定せよ」と記載されていたいくつかの類型が，どのような情動認知・情動表出に関連しているかについて述べ，頭部外傷による器質性の精神障害という観点から社会的行動障害を概説する。また，疾患としては外傷性脳損傷（Traumatic Brain Injury：TBI）を中心に扱うが，情動処理過程全般について概説するため，その他の疾患についても言及している。

Ⅱ．情動認知・表出の流れ

　情動価を持った外界・あるいは内面からの刺激の処理過程は，正しい知覚（perception），正しい認知（recognition），適切な主観的な内的反応（feeling），適切な表出（emotion）というプロセスに分けることができる（**図1**）。これらの各過程において，情動認知・表出が障害される場合があり，それぞれが異なった症状を引き起こすことが想定される。まず，情動認知・表出全体に影響する因子として，思考様式の障害，および気分（mood）の障害が挙げられる。moodとは，持続する感情で，その人が外界から刺激をどのよう

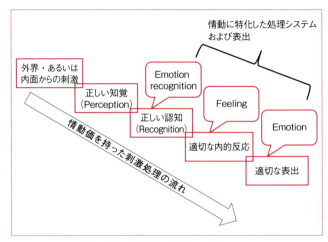

【図1】情動認知・表出のプロセス

に受け取るか，あるいは内面の思考様式全般に影響を与える。これが障害されると生じるのが脳卒中後うつ病や血管性うつ病である。躁や抑うつなどといったmoodは，ある程度の長期間その人を支配する「自己内界を含む世界の眺め方（どんな色眼鏡か）」を示す。次の段階である内的反応（feeling）とは，外界の刺激あるいは内面の思考に対して主観的に感じられた感情（反応）であり，この反応が病的に大きい場合，および病的に小さい場合が想定される。最後の表出の段階（emotion）とは，主観的に感じられた感情の表出行動として客観的に観察できる表現であり，これについても，表出が病的に大きい場合と小さい場合を想定できる。情動処理過程全体に影響するmoodとは対照的に，feelingやemotionは，ある情動刺激に対してどのような反応をするか，というその場その場の反応を指す。

なお，emotionあるいはaffectは，広く「情動」という概念に対応する言葉であるが，アメリカ心理学会の用語集によると，emotionは情動の表出全般を，affectは情動の主

観的反応（feeling）から表出（emotion）までを含んだ用語として規定されているため，ここではその定義に従った。以下は各病態について，情動認知・表出のどのプロセスで生じた障害かを念頭におきながら概説する。

Ⅲ．情動処理全体に影響する病態

　頭部外傷によるTBI後に，幻覚や妄想などの精神病症状が出現することがあり，Fujiiらはこのような病態を「頭部外傷後精神病性障害（Psychotic Disorder Following Traumatic Brain Injury：PDFTBI）」としてまとめている。このような病態は，情動の正しい認知，適切な内的反応，適切な表出のいずれにも影響を与え，情動処理全体に影響する病態として捉えることが可能である。DSM-5では「他の医学的疾患による精神病性障害」として分類される状態であるが，Fujiiらはこの病態についてさらに二つに分類し，統合失調症に似た病態を示す群と，特定の妄想のみが目立つ群に分けることを提案している。後者の中には，家族や親友など身近な人が瓜二つの偽物に入れ替わっているという妄想を抱くカプグラ症候群，自分と関連の深い場所と同一のあるいはほぼ同一の場所や人物が複数存在すると主張する重複記憶錯誤，特定の人物がさまざまな人物に変装して近づいてくると確信するフレゴリの錯覚，また自分がすでに死んでしまっているという妄想を訴えるコタール症候群，心気妄想や身体醜形障害，自己臭恐怖症などの身体妄想が含まれる[5]。Fujiiらは，これらの妄想を同列に並べているが，カプグラ症候群やフレゴリの錯覚，重複記憶錯誤は，情動認知に関連した症状として[6]，一方コタール症候群や身体妄想は，抑うつに関連した症状として捉えるほうが適切と考えられる。すなわち，妄想については，そ

の内容によって，情動認知のどの処理過程に影響しているかが異なると考えられる．また，前者の統合失調症様の病態は，頭部外傷後数年して発症し，右半球の特に辺縁系の関与などが指摘されているが，その神経基盤については今のところ詳細は不明な点が多い．

　うつ病・双極性障害などの気分の障害は，TBI後に生じる，情動の正しい認知，適切な内的反応，適切な表出のいずれにも影響を与える病態として考えることが可能である．DSM-5によれば，うつ病の定義は下記のA項目の中で5つ以上を満たすべきとされている[3,4]．

　①ほとんど1日中，毎日の抑うつ気分
　②ほとんど1日中，毎日の興味・喜びの著しい減退
　③著しい体重減少，あるいは体重増加，またはほとんど毎日の食欲の減退または増加
　④ほとんど毎日の不眠または睡眠過多
　⑤ほとんど毎日の精神運動性の焦燥または制止
　⑥ほとんど毎日の易疲労性，または気力の減退
　⑦無価値観，または過剰あるいは不適切な罪責感
　⑧思考力や集中力の減退または決断困難
　⑨死についての反復思考，自殺念慮，自殺企図

　この中で，①または②のいずれかを必ず含むべきと規定されている．このうつ病の定義に含まれている②興味・喜びの著しい減退，③食欲の減退または増加，④不眠または睡眠過多，⑥易疲労性，気力の減退，⑧思考や集中力の減退，または決断困難，は脳損傷例でも多く認められるものである．特に交通外傷で多い前頭葉眼窩面損傷では，興味関心の喪失（アパシー）を生じやすく，厳密な意味でのうつ病ではないにも関わらず，脳損傷後により生じるさまざまな症状がうつ病の診断基準に含まれることで，多くの脳損傷例がうつ病と診断されてしまうという診断の誤りを生

じている。したがって脳損傷後に生じるさまざまな症状がうつ病，すなわち気分の問題で生じているのかは慎重に判断をするべきであると筆者らは考える。Cummingsらによって作成された認知症に伴う神経精神症状を包括的に評価するNeuropsychiatric Inventory（NPI）では，アパシーは独立した一つの症状としてうつ状態とは別に取り上げられ，抑うつ（depression）は情動不安（dysphoria）と，アパシーは無関心（indifference）と同義であることが明記されている。こうした観点を持つと，うつ状態とアパシーの鑑別に役立つのではないかと考える[7,8]。

躁状態（双極性障害を含む）の有病率はTBIでは報告にもよるが，1.7～9％とされる[9]。軽躁状態では少なくとも4日間，躁状態では1週間以上持続する気分の高揚を認める。鑑別診断としては後に述べる情動のコントロール不良による攻撃性や易刺激性，情動不安定などが挙げられる。これらは持続性のものではなく，刺激への反応として生じる点が躁状態とは全く異なる。治療法として躁状態は内因性の躁状態に準じた治療を行うのに対し，情動コントロール不良の少なくとも一部では，選択的セロトニン再取り込み阻害薬（SSRI）が第一選択とされる点に注意が必要である。

Ⅳ. 情動認知に主に影響する病態

情動認知の障害とは，知覚された情動を正しい情動価として認識することの障害を指す。筆者らが行った実験では，前頭葉眼窩面損傷のTBI患者では，情動の認知に障害を来すことが示された。実験では，前頭葉眼窩面損傷の患者を対象に，幸福，恐怖，悲しみ，怒り，嫌悪，驚きの基本6情動を表している顔写真を提示し，それぞれがどの程度その情動を表しているかという情動の強度を判定する課題

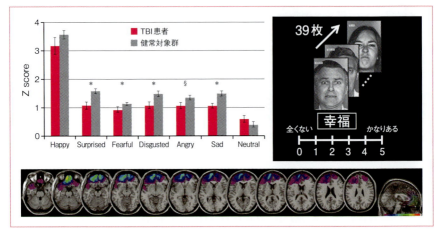

【図2】前頭葉眼窩面損傷のTBI患者では基本6情動のすべてにおいて情動の判定能力に低下を認めた

を行った。結果，前頭葉眼窩面損傷の患者では，基本6情動のすべてにおいて判定能力が低下していることが示された[10]（**図2**）。前頭葉眼窩面損傷では，情動反応が低下する（アパシーを呈する）ことが多いが，この結果からは情動の認知も低下していることが明らかとなった。特に，情動刺激を正しい強度で判定できない，例えばこの顔はどれくらい怒っているのかが判断できない，ということが前頭葉眼窩面損傷患者の社会的行動障害の原因の一つではないかと考えられる。

　他に情動認知に障害を来す代表的な病態として，クリューバー・ビューシー症候群が挙げられる。この病態は，1930年代にマカクザルの両側側頭葉除去術後に生じる症候群として報告された[11]。要素症状としては，精神盲（視覚失認），強い口唇傾向，変形過多（視覚性注意の転導性の亢進），情動の静穏化（恐怖・怒りの消失），性欲の亢進・脱抑制，食欲の亢進・食行動の変化を来す。クリューバー・

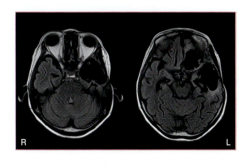

【図3】症例1のMRI画像
左側頭底面、内側面（扁桃体を含む）、左眼窩前頭前野に術後性変化あり。

ビューシー症候群では知らない人に対して親しげに声をかけるといった行動が報告され[12]、その「恐怖を忘れたかのような行動」は、さまざまな対象が示唆する危険信号を正しく認知できないために生じていると解釈することができる。この過剰な親しさの結果として性的脱抑制などの社会的行動障害を生じると考えられる。

【症例1】 クリューバー・ビューシー症候群（図3）
　40代女性。大学卒業後は事務職の仕事についていた。30歳時にてんかん発作を起こした。精査にて脳腫瘍が見つかり、翌年に手術、放射線治療、化学療法を行った。診察時の様子として、自発書字を求めると失書は認めないが、書かれた言葉はコマーシャルのキャッチコピーで、楽しそうに歌いながらなされた。全体として、診察中ずっとにこにこされ、初対面である主治医に対して非常にうちとけた態度をとっていた。家族からの聴取では見知らぬ人に対してもにこにこして声をかけたりする行動が目立つということが聞かれた。

V. 情動反応に影響を与える病態

　アパシーとは、LevyとDuboisによれば「『随意的で目的

を持った自己産出性の行動』が量的に減少すること」と定義されている。彼らはアパシーをその特徴から3つのタイプに分類しており，それぞれのタイプのアパシーは，それぞれ別々の前頭葉・皮質下神経回路の機能障害と関連すると考えられている[13]。

1) 情動・感情処理と関連するアパシー
　刺激に対する主観的情動反応の低下と考えられ，前頭葉眼窩面が関与するとされている。

2) 認知機能処理と関連するアパシー
　認知機能処理（主に遂行機能）の低下とされ，背外側前頭前野の関与が想定されている。

3) 自己活性化（auto-activation）と関連するアパシー
　随意的な思考・行動開始の障害と捉えることができ，前頭葉内側面が関与するとされている。

　無言無動症は，上記3つのアパシーのタイプとは別の特殊型として捉えられ，Stussらによれば「正常な睡眠・覚醒サイクルと，正常な大脳皮質機能を背景にした，覚醒の障害」とされている[14]。特にTBIでは，前頭葉眼窩面損傷を生じやすく，情動・感情処理に関連したアパシーを生じやすい。すなわち，前頭葉眼窩面損傷では，情動刺激に対する認知は正確に行われるが，それに対する主観的反応であるfeelingが低下し，結果として情動表出も低下することが想定される。より内側面に広い損傷を生じる症例では，自己活性化の障害も合併することがあり，アパシーはより重症となりやすい。

VI. 情動表出に主に影響する病態

　病的泣き笑いとは，主観的に感じられた情動反応とその表出である情動表出が，情動反応の方は正常であるにも関わらず，情動表出の程度が（一般的には）大きすぎる現象を指す。極端な場合は，情動反応が全く生じていない状態で情動表出が生じる現象である。TBIでは5〜11％，脳卒中では11〜34％（多くの患者では脳卒中後最初の1年間で生じる），多発性硬化症10〜29％，アルツハイマー病10〜74％，パーキンソン病5〜17％とさまざまな中枢性神経疾患にて報告されている[15]。病的泣き笑いは，さまざまな同義語が存在し，他によく使われる用語としては，emotional lability, emotionalism, pseudobulbar affect（情動不安定）などがある。特に最後のものは，変性疾患の研究でよく使われる用語である。

> **KeyWord**
> *病的泣き笑い
> 情動反応は正常であるにも関わらず情動表出の程度が大きすぎる現象。

【症例2】病的泣き笑い

　60代男性。意識障害，左片麻痺にて発症し，右中大脳動脈領域脳梗塞と診断された。既往歴として発作性心房細動があった。神経心理学的検査では左空間への注意の低下を認めた。感情的に不安定という理由で精神科を紹介され受診した。初診時の主訴は「泣いてしまう」であり，これまでの病歴について質問している最中に，泣き顔となり，涙をこぼす。「悲しいのか？」と尋ねると，「そうではない」と答える。

　情動不安定を病的泣き笑いの拡張概念として考えてみると，病的泣き笑いは，「泣く」「笑う」という情動表出のみを取り上げているが，「怒る」ということについても，同じように捉えられるのではないかと考えられる。攻撃性，易刺激性，脱抑制，情動および行動のコントロール不良など，

少なくともこの一部は，激しい表出行動に比較して，内面の情動が（怒りであっても）希薄であることがあり，そのような場合にはSSRIが奏功する。無効な場合は，抗てんかん薬（バルプロ酸，カルバマゼピン，ラモトリギン），抗精神病薬などを併用することが多い。一般に，SSRIが病的泣き笑いに対して効果を現すのは，うつ病に対して使用したときに比べると少量かつ非常に早いことが知られている。

まとめ

ICD-10，DSM-5における器質性精神障害の分類について紹介した。社会的行動障害に対応する認知機能障害は社会的認知機能障害と考えられ，その重要な要素が情動認知である。情動の認知から表出までのどの段階で障害されているかを考えると，社会的認知機能障害が理解しやすいと思われる。情動反応の障害であるアパシーは，持続的な気分の障害である「うつ状態」と間違われやすい。ただし，間違っても対応する治療は同じである。一方，病的泣き笑いの拡張概念である情動不安定は，持続的な気分の障害である「躁状態」と間違われやすい。こちらは間違うと治療を誤るため注意が必要である。

文 献

1) World Health Organization : The ICD-10 Classification of Mental and Behavioural Disorders : Clinical descriptions and diagnostic guidelines. World Health Organization, Geneva, 1992.
2) 融 道男，中根允文，小見山実，ほか 監訳：ICD-10 精神および行動の障害 臨床記述と診断ガイドライン 新訂版．医学書院，東京，2005.
3) American Psychiatric Association : Diagnostic and Statistical

Manual of Mental Disorders, 5th ed (DSM-5). American Psychiatric Pub, p.947, 2013.
4) 日本精神神経学会 日本語版用語監修, 高橋三郎, 大野　裕, 監訳：DSM-5 精神疾患の診断・統計マニュアル. 医学書院, 東京, 2014.
5) Fujii DE, Ahmed I：Psychotic disorder caused by traumatic brain injury. Psychiatr Clin North Am, 37 (1)：113-124, 2014.
6) 加藤元一郎：精神医学的症状を神経心理学から捉える. 臨床神経, 52：1379-1381, 2012.
7) 博野信次, 森　悦朗, 池尻義隆, ほか：日本語版Neuropsychiatric Inventory：痴呆の精神症状評価法の有用性の検討. 脳と神経, 49 (3)：266-271, 1997.
8) Cummings JL, Mega M, Gray K, et al.：The Neuropsychiatric Inventory：comprehensive assessment of psychopathology in dementia. Neurology, 44 (12)：2308-2314, 1994.
9) Jorge RE, Arciniegas DB：Neuropsychiatry of traumatic brain injury. Psychiatr Clin North Am, 37 (1)：xi-xv, 2014.
10) Yamada M, Ueda K, Namiki C, et al.：Social cognition in schizophrenia：similarities and differences of emotional perception from patients with focal frontal lesions. Eur Arch Psychiatry Clin Neurosci, 259 (4)：227-233, 2009.
11) Klüver H, Bucy PC：Preliminary analysis of functions of the temporal lobes in monkeys. Arch Neur Psych, 42：979-1000, 1939.
12) 三田村啓子, 吉田　端, 高山吉弘, ほか：両側扁桃体損傷と情動障害の症例. 精神科治療学, 20 (3)：255-261, 2005.
13) Levy R, Dubois B：Apathy and the functional anatomy of the prefrontal cortex-basal ganglia circuits. Cereb Cortex, 16 (7)：916-928, 2006.
14) Stuss DT, van Reekum R, Murphy KJ：Differentiation of states and cause of apathy. In：The neuropsychology of emotion (ed Borod JC). Oxfprd University Press, New York, pp.340-363, 2000.
15) Wortzel HS, Oster TJ, Anderson CA, et al.：Pathological laughing and crying：epidemiology, pathophysiology and treatment. CNS Drugs, 22 (7)：531-545, 2008.

第Ⅳ章
頭部外傷の評価と対応

1. 頭部外傷後の評価

2. 頭部外傷後の心理症状や社会的行動障害に対する介入
　　―認知行動療法と動機づけ面接法について―

3. 頭部外傷および高次脳機能障害とPTSD

4. 頭部外傷後の運転再開とその評価

第Ⅳ章　頭部外傷の評価と対応

頭部外傷後の評価

医療法人健応会福山リハビリテーション病院　西　侑紀，丸石　正治

> **臨床に役立つ　ワンポイント・アドバイス**
> One-point Advice
>
> 　頭部外傷後に起こる高次脳機能障害の評価は，①脳画像による医学的診断，②患者の行動観察，③神経心理学的検査，④患者や家族，医療スタッフからの聞き取りの4つに分けられる。患者の症状や状態，主訴に合わせ，これらの評価方法を直列的・並列的かつ段階的に実施し，そこから得られた情報や結果をもとに，的確な障害像の把握を行っていく。しかしながら，障害を把握するといっても，ただ単に障害を受けた機能にのみ注目すればいいというわけではない。高次脳機能障害を評価する目的には，より効果的なリハビリテーションを計画することや，日常生活での問題に対し支援を行っていくことも含まれる。そのため評価では，障害を受けずに保たれている機能にも注目することが重要である。そして，評価によって得られた情報については，医療スタッフだけでなく，患者や家族に対しても，わかりやすく説明しなければならない。そこまでが，評価を担う専門家の役目であると考える。

はじめに

　頭部外傷後の後遺症において，運動障害や感覚障害などの身体的障害は，比較的回復がよいとされている一方で，高次脳機能障害は長期にわたり，退院後の日常生活や社会復帰に大きな問題をきたす[1]。そのため，頭部外傷後の高次脳機能障害者に対しては，入院時のリハビリテーションだけでなく，退院後のフォローも必要となってくる。そこ

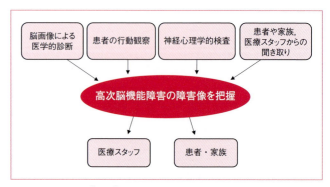

【図1】評価を担う専門家の役割

で重要となってくるのが，的確な障害の評価である。

評価を担う専門家の役割を図1に示す。高次脳機能障害の評価となると，まず思い浮かぶのは脳画像による医学的診断や神経心理学的検査であろう[2]。高次脳機能障害の診断基準には脳画像診断と神経心理学的検査の結果の参照が含まれている。しかしながら，脳画像診断や神経心理学的検査の結果のみから高次脳機能障害を正確に評価することはできない。鈴木らは，患者に直面した際，最初に選ぶべき評価手段は聞き取りと観察だと述べている[3]。また，障害は検査場面ではなく，日常生活において評価されるべきであるという指摘もあるように，高次脳機能障害の評価において，患者本人の行動を観察したり，患者や家族，医療スタッフから，患者の日常生活の様子や問題などの情報を聞き取ることも重要である[4]。

以上のことから，高次脳機能障害の評価方法は，脳画像による医学的診断，患者の行動観察，神経心理学的検査，患者や家族，または医療スタッフからの聞き取りの大きく4つに分類される。これらの評価は入院時だけでなく退院した後も実施されるが，実施する際は患者の症状や状態，主訴に合わせて直列的・並列的，かつ段階的に行っていか

> **KeyWord**
> *評価
> 患者が持っている困難さや問題を，多面的な角度から見つけ出していくこと。

なければならない。そして高次脳機能障害の障害像を的確に把握する際に重要なことは，障害を受けた機能にばかり目を向けるのではなく，障害を受けずに保たれている機能にもしっかりと着目することである。それによって，効果的なリハビリテーションの提供や，患者の日常生活における問題への支援につなげていくことができる。

脳画像による医学的診断については本書の他章をご参照いただくとして，ここでは「Ⅰ．患者の行動観察」「Ⅱ．神経心理学的検査」「Ⅲ．聞き取り」を中心に概説する。そして，評価から得られた情報については，医療スタッフ内だけでなく，患者や家族にもわかりやすく説明することが評価を行った専門家の役目であると考えるため，最後に「Ⅳ．評価と報告」についても触れていく。

Ⅰ．患者の行動観察による情報収集

❶ 行動観察のメリットと三項随伴性に基づく行動理解

行動観察のメリットは，ある場面における自然な行動を対象としているため，患者の負担が少なくすみ[5]，神経心理学的検査を行うことができない場合であっても実施できるという点である。それでは，行動を観察する目的は何であろうか。それは，観察される行動がどのように形成され，維持されているのかということを分析することにより，高次脳機能障害者が示す問題行動に対して有益な情報を得ることである。

行動分析学において，行動とは「死人ではできないすべてのこと」[6]とされているが，ここで取り上げるのは観察可能な行動である。我々の行動の多くは学習されたことであり，その基本的パターンは三項随伴性で説明することができる（図2）。図中の「A：先行刺激（Antecedent）」とは

> **KeyWord**
> ＊三項随伴性
> 「Antecedent」「Behavior」「Consequence」の頭文字から，ABC分析とも呼ばれる。

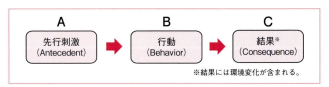

【図2】三項随伴性

行動の直前に起こる出来事であり,目にみえない内的な状態の変化である可能性もある。それに対し「B:行動(Behavior)」が生起され,後続する環境変化が「C:結果(Consequence)」である。例えば,ある環境下において一つの行動をとった結果,心地よい感覚が生じたり(正の強化),不快感が減少したり(負の強化)する環境変化が生じると,同じ環境下ではその行動は起こりやすくなる。反対に,心地よい感覚が減少したり(負の罰),苦痛が高まったり(正の罰)する環境変化が生じた場合,その行動は生じにくくなる[7]。このような環境変化は行動がもたらすものであり,その行動が持っている役割(機能)といえる。したがって,行動は,たとえそれが望ましいとはいえない問題行動であっても,何かしらの機能を持っているため維持されていると考えることができる。高次脳機能障害者が示す社会的行動障害においても,この三項随伴性に基づき,どのような環境下の時に生じているのか,その行動の機能は何なのか,そしてどのような環境変化によって行動が強化され,維持しているのかを推測することが可能である。

❷ 観察のデメリットとそれを補うための質問紙

観察から客観的なデータを得るには,観察者の経験や知識,技術が大きく影響してくる。このような観察者の経験や知識,技術の影響をできるだけ最小限にとどめ,患者の日常生活の行動観察から高次脳機能障害を評価するため

に，臨床現場では質問紙を用いることがある．これから紹介する質問紙は患者本人が回答するのではなく，患者をよく知る人物や関係者が患者の観察を通して実施するものである．そのため，観察から得られるデータの客観性を高めるツールの1つとして捉えていただきたい．

1）脳外傷者の認知-行動障害尺度（TBI-31）

久保らが開発したTBI-31は，日常生活において現れやすい高次脳機能障害に関する質問内容で構成されている[8]．質問項目に対し，0（まったくない）〜4（いつも）の5段階で評価するが，質問内容が示すことを受傷後に行った経験がない，または家族が行わせていない場合はN（該当しない）を回答するようになっている．それにより，頭部外傷後の不適応行動の構成を明らかにし，定量的に測定することができる．

2）認知関連行動アセスメント（Cognitive-related Behavioral Assessment：CBA）

森田らが開発したCBAは，意識，感情，注意，記憶，判断，病識の6領域において，1点（最重度）〜5点（良好）の5段階で評価する[9]．そして，各領域の高次脳機能障害の重症度を測定する[9, 10]．

それぞれの質問紙における詳しい研究内容や実施方法については，各論文や書籍を参照されたい[8〜10]．

II．神経心理学的検査による情報収集

神経心理学的検査の結果は，高次脳機能障害を診断する際の一つの参考として含まれており，さらに事故後の損害

> **Key Word**
> *神経心理学的検査
> 高次脳機能障害の同定と測定を目的に開発されたもの．

賠償請求や精神障害者保健福祉手帳の申請にも用いられるなど，活用法は多岐にわたる．**表1**に臨床現場で多く用いられている神経心理学的検査を示した．表内のWAIS-Ⅲ（Wechsler Adult Intelligence Scale-Third Edition）やWISC-Ⅳ（Wechsler Intelligence Scale for Children-Fourth Edition）は，高次脳機能障害の有無を評価するために開発されたものではないが，幅広い高次脳機能を評価することができるため，ここでは神経心理学的検査の1つに含めた．また，神経心理学的検査を実施する際は，なぜこのような検査を行うのかについて患者に説明しておくべきである．

1 神経心理学的検査の実施方法

現在ではさまざまな神経心理学的検査が考案されてお

【表1】主な神経心理学的検査

分類	検査名
知的機能検査	HDS-R, MMSE, WISC-Ⅳ, WAIS-Ⅲ, COGNISTAT
注意機能検査	TMT-A・B, D-CAT, BIT, CAT
記憶機能検査	BVRT, 三宅式記銘力検査, RBMT, WMS-R
遂行機能検査	FAB, WCST, BADS

HDS-R : Hasegawa's Dementia Scale for Revised（改訂 長谷川式簡易知能評価スケール）
MMSE : Mini-Mental State Examination（ミニメンタルステート検査）
WISC-Ⅳ : Wechsler Intelligence Scale for Children-Fourth Edition（WISC-Ⅳ知能検査）
WAIS-Ⅲ : Wechsler Adult Intelligence Scale-Third Edition（WAIS-Ⅲ成人知能検査）
COGNISTAT : Neurobehavioral Cognitive Status Examination（日本語版COGNISTAT認知機能検査）
TMT-A・B : Trail Making Test-A・B（トレイルメイキングテストA・B）
D-CAT : Digital Cancellation Test（D-CAT注意機能スクリーニングテスト）
BIT : Behavioural Inattention Test（BIT行動性無視検査 日本版）
CAT : Clinical Assessment for Attention（標準注意検査法）
BVRT : Benton Visual Retention Test（ベントン視覚記銘検査）
RBMT : Rivermead Behavioural Memory Test（リバーミード行動記憶検査）
WMS-R : Wecheler Memory Scale-Reviced（WMS-R ウエクスラー記憶検査）
FAB : Frontal Assessment Battery at bedside（前頭葉機能検査）
WCST : Wisconsin Card Sorting Tes（ウィスコンシンカード分類検査）
BADS : Behavioural Assessment of the Dysexecutive Syndrome（BADS 遂行機能障害症候群の行動評価 日本版）

り，それらの検査を組み合わせて使用することによって障害像を明らかにすることができる。臨床現場において実施する検査は，検査者の教育や経験，評価の目的，損傷からの経過時間，包括的な患者の状態，検査を実施することができる時間によって選択される場合が多い。実施方法としては，従来から大きく2つに分けられている。それは，あらかじめ定められた検査を実施する固定化されたバッテリーによるアプローチと，患者によって実施する検査を柔軟に選択するアプローチである[11,12]。

　固定化されたバッテリーによるアプローチは，さまざまな高次脳機能を評価するために，あらかじめ決められた検査の組み合わせを使用する。このアプローチの長所は，膨大な基準データベースに基づいているということと，さまざまな尺度上で患者の検査結果に関する情報を得ることができることである。また，異なる患者に同じ検査を用いることで，個人間や群別での比較をすることもできる[12]。短所としては，バッテリーが評価したい高次脳機能を網羅していない場合，補足の検査が必要となることである。

　一方，患者により実施する検査を柔軟に選択していくアプローチでは，評価したい高次脳機能に適した神経心理学的検査を選択し，実施していく。それにより，注意機能，記憶機能，遂行機能など，特定の高次脳機能をより細かく分析することができる[11]。短所としては，神経心理学的検査に関する知識や経験が，検査の選択に大きく影響してくることが挙げられる。

　臨床現場においては，患者により実施する検査を柔軟に選択していくアプローチがもっとも実用的とされているが，上述した通り，知識や経験に左右され，高次脳機能障害を拾い落としてしまう可能性がある。そのため，まずは固定化されたバッテリーによって広範囲の高次脳機能障害

像を捉え，そのバッテリーでは評価できない高次脳機能を補う神経心理学的検査を実施する方法が多くとられている。特に頭部外傷後の場合は損傷部位が散々している可能性が高く，複数の高次脳機能障害が重なりあって出現している場合が多いため，両方のアプローチを用いることにより，比較的短時間で適切な評価を行うことができる[11]。

❷ 神経心理学的検査における結果の解釈

　神経心理学的検査の結果には受傷前の高次脳機能も大きく影響してくるため，解釈は慎重に行わなければならない。また，実施した神経心理学的検査の結果を数値だけで解釈するのも禁物である。例えば，WAIS-Ⅲの積木模様の得点が低下していたとする。得点からは構成能力の低下が疑われる。しかしながら，制限時間以上の時間を与えることにより，図版通りの模様を構成することができるのであれば，得点には処理速度の低下が影響していると考えられる。また，これまでの研究から，左半球損傷患者と右半球損傷患者では，構成課題の誤り方に違いがあることも明らかになっている。これらのことから，神経心理学的検査の結果は得点だけでなく，検査時の患者の行動，つまり質的な部分にも着目した解釈が必要である。

❸ 神経心理学的検査の再評価について

　治療効果やリハビリテーションの介入効果を判断するためにも，神経心理学的検査の再評価は必要である。しかしながら，同じ神経心理学的検査を短期間で繰り返し行うと，患者が課題内容を覚えてしまい，練習効果が出現する可能性がある。徳地らが健常若年者を対象に神経心理学的検査の練習効果を検討した研究では，課題実施方法を覚えているだけでも練習効果が出現する可能性があると報告してい

る[13]。したがって，短期間で同一の神経心理学的検査を実施し，訓練効果を評価するのは避けたほうがよいと考える。

このような練習効果への対策をとっている神経心理学的検査もある。ベントン視覚記銘検査（Benton Visual Retention Test：BVRT）やリバーミード行動記憶検査（Rivermead Behavioural Memory Test：RBMT）は，同じ難易度に設定した課題セットを複数作成することにより，練習効果を防いでいる。また，市販はされていないが，改訂長谷川式簡易知能評価スケール（Hasegawa's Dementia Scale for Revised：HDS-R）やミニメンタルステート検査（Mini-Mental State Examination：MMSE）のように簡便で，高次脳機能障害のスクリーニングに適し，なおかつ練習効果に配慮されている検査として，日本語版アーバンス神経心理テスト（Repeatable Battery for the Assessment of Neuropsychological Status：RBANS）が注目されている[14]。RBANSは約30分で即時記憶，遅延記憶，視空間・構成，言語および注意の各高次脳機能領域を測定することができる。また，難易度が統制されたフォームAとBがあることにより，練習効果への対策もなされている。

Ⅲ．聞き取りによる情報収集

脳損傷のない人でも，誰もが得意不得意な高次脳機能を持っているものである。そのため，受傷前の個人の高次脳機能については，詳細な情報を取得しておく必要がある。

聞き取りは患者や家族だけでなく，入院時であるならば患者に関わる医療スタッフに対しても行う。まず，患者や家族からは，何を困難や問題と感じているのかといった主訴とともに，病識の確認も行っておくのが望ましい。高次脳機能障害の場合，家族は気づいていても，患者本人が自

身の高次脳機能障害に気づいていない，もしくは問題視できていないことが多い[15]。そのため，遂行機能障害の質問表などを患者と家族の両方に行い，病識の差を確かめておく必要がある。そして次に，日常生活の様子や受傷後から現在に至るまでのエピソード，利き手，受傷前の教育水準，職歴，既往歴，服薬歴，性格特性，家庭環境なども聞き取っていく。また，発達障害や学習障害の有無，社会的問題行動の有無，アルコールや薬物の乱用などの経歴，自立度に関する情報も聴取しておくべきであろう[11]。これらの情報は，受傷前の高次脳機能を推測することだけでなく，先述した神経心理学的検査の結果の解釈にも役立ってくる。医療スタッフに対しては，その専門性に応じた機能評価や行動観察を中心に聞き取るのがよいだろう。

Ⅳ．評価と報告

　行動観察，神経心理学的検査，聞き取りによって情報や結果が出揃った後は，脳画像の医学的診断も含め，患者が呈する高次脳機能障害の評価を行っていく。日常生活で観察された問題行動が，神経心理学的検査で示された高次脳機能障害によってどう説明できるのか，または，神経心理学的検査で示された高次脳機能障害が，日常生活においてどのような問題を引き起こしているのかなど，さまざまな評価方法で得られた情報や結果は，個別ではなく総合的に評価されなければならない。このようにして得られた評価内容は，医療スタッフだけでなく，患者や家族にも共有していく。そこまでが，評価を担った専門家の役目である。
　この時忘れてはいけないのは，障害を受けている高次脳機能だけを羅列するのではなく，障害を受けずに保たれている高次脳機能も一緒に伝えることである。評価は患者や

家族を傷つけるのではなく，患者の利益にならなくてはならない．また，専門用語ばかりを使ってしまっては，たとえ医療スタッフであっても職種が違えば十分に理解するのは難しい．専門的知識を持たない患者や家族であればなおさらである．そのため，誰でもわかりやすい言葉を使用して作成するよう心掛ける必要がある．

おわりに

　ここでは，頭部外傷後に起こる高次脳機能障害の評価について，行動観察，神経心理学的検査，聞き取り，結果の報告の4つに分けて概説した．どれも欠かすことのできない評価方法である．しかしながら，高次脳機能障害の中でも，注意障害，記憶障害，遂行機能障害については神経心理学的検査が開発されている一方で，社会的行動障害を適切に評価する神経心理学的検査はなく，行動観察や聞き取りに頼っている部分が大きいのが現状である．高次脳機能障害者の中では，知的機能検査やその他の神経心理学的検査が正常であっても，社会的行動障害によって生活が困難となっている例も多く存在する．次節では，社会的行動障害に対する対応を，認知行動療法を中心に説明していく．

文　献

1) 長岡正範：頭部外傷による高次脳機能障害の特徴とそのリハビリテーションアプローチ．脳と神経，54：405-417，2002．
2) 丸石正治：機能解剖　高次脳機能障害．ニューロエビデンス社，広島，2016．
3) 鈴木孝治，早川裕子，種村留美，ほか：高次脳機能障害マエストロジーズ (3) リハビリテーション評価．医歯薬出版，東京，2006．
4) 橋本優花里：神経心理学的リハビリテーション．朝倉心理学講座 4　脳神経心理学（利島　保，編）．朝倉書店，東京，pp.173-186，2006．

5) 石津和子：Ⅳ問題を理解する（アセスメント）(2) データの収集技法 ②観察法．よくわかる臨床心理学［改訂新版］（下山晴彦, 編）．ミネルヴァ書房, 京都, pp.48-49, 2009.
6) 杉山尚子, 島宗 理, 佐藤方哉, ほか：行動分析学入門．産業図書, 東京, 1998.
7) 鈴木伸一, 神村栄一：実践家のための認知行動療法テクニックガイド—行動変容と認知変容のためのキーポイント（坂野雄二, 監）．北大路書房, 京都, 2005.
8) 久保義郎, 長尾初瀬, 小崎賢明, ほか：脳外傷者の認知I-行動障害尺度（TBI-31）の作成—生活場面の観察による評価．総合リハ, 35：921-928, 2007.
9) 森田秋子, 石川 誠, 金井 香, ほか：認知機能を行動から評価するための「認知関連行動アセスメント」の開発．総合リハ, 42：877-884, 2014.
10) 森田秋子：CBAを理解する．日常生活から高次脳機能障害を理解する—認知関連行動アセスメント（森田秋子, 編）．三輪書店, 東京, pp.38-53, 2016.
11) Sohlberg MM, Mateer CA：COGNITIVE REHABILITATION；An Integrative Neuropsychological Approach. The Guilford Press, New York, 2001（尾関 誠, 上田幸彦, 監訳：高次脳機能障害のための認知リハビリテーション；統合的な神経心理学的アプローチ．協同医書出版社, 東京, 2012）．
12) Walsh KW：Understanding brain damage. A primer of neuropsychological evaluation. 2nd ed., Churchill Livingstone, London, 1991（小暮久也, 監訳：脳損傷の理解—神経心理学的アプローチ．メディカル・サイエンス・インターナショナル, 東京, 1993）．
13) 徳地 亮, 中村 光：神経心理学的検査における練習効果—健常若年者における検討—．神経心理学, 27：244-251, 2011.
14) 山嶋哲盛, 吉田真奈美, 熊橋一彦, ほか：「アーバンス（RBANS）」神経心理テストによる高次脳機能障害評価．脳と神経, 54：463-471, 2002.
15) 丸石正治：患者様・ご家族のための回復期リハビリテーション．ニューロエビデンス社, 広島, 2016.

第Ⅳ章　頭部外傷の評価と対応

頭部外傷後の心理症状や社会的行動障害に対する介入
─認知行動療法と動機づけ面接法について─

長崎県立大学地域創造学部　　橋本優花里
広島県立障害者リハビリテーションセンター　　澤田　梢

ワンポイント・アドバイス
One-point Advice

　頭部外傷後には，うつ症状や不安，イライラ感などの心理症状や感情コントロールの低下などの社会的行動障害が現れることが多々ある。これらへの対応では，行動療法や認知行動療法などの心理療法の適用が有効である。しかしながら，高次脳機能障害を抱える患者に心理療法を実施する際には，種々の認知機能の障害を考慮し，各個人の状況に柔軟に対応した方法の改善も必要である。そして，いずれの療法を用いる場合においても，問題を特定するためにしっかりとしたアセスメントをすることが重要である。それには，患者が抱える問題を認知機能障害の観点からとらえるだけでなく，患者本人が環境との関わりの中でその問題をどのようにとらえているのかを共有することで信頼関係の構築に努める手続きも含まれる。

はじめに

　頭部外傷者では，症状の多彩さゆえに，リハビリテーションの明確なゴール設定が困難である場合が多い[1]。また，症状の中には，社会的行動障害やイライラ感や落ち込み，あるいは不安といった心理症状が含まれることが多くあ

◆KeyWord
＊心理症状
ここでは，脳の損傷後に示されるイライラ感，不安，落ち込みなどを指す。頭部外傷後には4割の人がこの症状を有するというデータ[25]もある。

る[2,3]。このような心理症状や社会的行動障害では，脳の損傷による直接の結果として理解できるものもあれば，認知機能の障害から二次的にもたらされていると考えられるものもある[4]。

心理症状や社会的行動障害は，いずれにおいてもそれ自体が当事者や家族にとって大きな問題になるほか，リハビリテーションに対する当事者の理解や進行を阻害する[5]。欧米では，現在までに，特に行動療法や認知行動療法（cognitive behavioral therapy：CBT）などの行動論的な介入をはじめとした種々の心理療法を高次脳機能障害に適用した研究が多数報告され[6〜8]，その効果の是非についても議論されてきた。さらに近年では，動機づけ面接法と呼ばれる技法のエビデンスも蓄積されつつある。一方，我が国では，心理症状や社会的行動障害の改善は大きな課題の一つであるものの，認知リハビリテーションという名の下で行われているものの多くは，記憶や注意，あるいは言語といった認知機能の改善や補償をねらいとしたものである。その背景には，高次脳機能障害への対応を行う臨床現場において，心理療法に精通したスタッフが少ないといった課題があると考えられる。

心理療法の適用においてはまずはアセスメントが重要になる。また，スタッフと患者の信頼関係が心理療法の効果を左右するといっても過言ではない[9]。そこで，ここでは，心理療法を実施する際の問題のとらえ方としてCBTによるアセスメントに，患者との信頼関係を築くための方法として動機づけ面接法に着目し，症例とともに紹介する。

◆**KeyWord**
*認知行動療法
患者の問題を情動，行動，認知の3つの関わりからとらえ，それらのうち，問題解決がしやすい側面から介入を試みる心理療法の一つである。

I．認知行動療法（CBT）

CBTは，学習理論を基盤とした行動療法を基礎とし，

人間の行動には，認知的活動が介在すると考え，そこに認知的変数を組み込んだ介入法である[10]。そして，個人の問題に対して情動（気分や感情），行動（ふるまいや態度），認知（ものごとのとらえ方や考え方）の3つの側面のうち，問題解決がしやすいところから行動的技法，認知的技法を効果的に組み合わせた介入を試み[11]，一つ変わることで次の変化を促すような問題解決の連鎖を引き起こすことを目指す[12]。高次脳機能障害における問題にCBTを適用する利点の一つは，CBTが「生活上の問題に焦点を当て，その解決に向けた具体的な戦略を立て」「問題の意味や症状の意味よりも，問題を維持している悪循環に焦点を当て」「当面の問題に有効に対処していく」ことを目標とするため[13]，患者の過去や病前の状態には積極的に関与せず，現在有する障害を含めた上での対処を可能にすることである。また，個人の問題の維持要因を，本人の努力不足というような精神論ではなく，個人と環境の関わりの中で説明することから，患者自身の受け入れも良いということもあるだろう。CBTの具体的な内容については専門書に譲るとして，以下，高次脳機能障害にみられる心理症状や社会的行動障害に対するCBTの枠組みに沿ったアセスメントについて考えていきたい。

　一般的に，情動に関してはコントロールが難しいことから，行動あるいは認知の変容への介入を目指す。介入の具体的内容を把握するためには，まずは問題のアセスメントが必要となる。高次脳機能障害の場合，画像所見や神経学的所見，神経心理学的検査による種々の認知機能の評価や行動観察あるいはコメディカルからの情報収集が必須であり，その上でCBTによるアセスメントを行う必要がある。鈴木と神村[13]によれば，認知行動療法によるアセスメントには，3つの視点がある。1つ目は，情動，行動，認知

の3つに分けて患者の症状をとらえるとともに，それらの症状がどのような場面で生じているのかを評価することである．2つ目は，患者が抱えている問題の継続や増悪に関係している背景要因の影響を検討することである．高次脳機能障害では，発達的要因や生活習慣，家族関係や周囲の人間関係の他に，認知機能障害の影響を確認していくことになる．さらには，三項随伴性の知見から，問題の先行要因としての環境事象や，問題行動を継続させる強化因子としての環境事象を見極める必要もある．そして，3つ目は，患者の症状に関する情報とその背景要因との関連性を推測しながら，患者の抱える問題の形成，維持，増悪の悪循環の過程を理解していくことである．

ここで，澤田[14]が報告した症例Aについてアセスメントの内容を考えてみたい．

症例Aは，交通事故により右前頭葉，右側頭葉の脳挫傷を負った20代男性である．Aは受傷から1年後に大学へ復学していたが，約半年で退学し，その後職に就くわけでもなく，自宅で過ごしていた．中等度の記憶障害，注意障害，遂行機能障害の認知機能障害の他に，病識欠如が認められた．Aには特に生活上の困りごとはなかったが，月1回程度のてんかん発作があり，そのことが原因で大学を中退し，現在も定職につくことができていないと感じていた．面接によるアセスメントを通じて，てんかん発作を抑えたいというニーズはあるものの，記憶障害によって抗てんかん薬の飲み忘れに気づくことができず，適切な服薬管理が行われていないこと，記憶障害を補償するためのメモの所持は格好悪いという否定的な認知を持っていること，記憶障害による日常生活上の些細な失敗により自己効力感が低下していることがうかがえた．つまり，薬の飲み忘れを防ぐ行動がそれまでに生起あるいは定着しなかった要因には，記

憶障害という背景要因の他，補償行動に対する否定的な認知や自己効力感の低下という認知的要因が影響していることが考えられた。飲み忘れを防ぐためには何らかの形で服薬を管理する必要があることから，澤田ら[14]は，服薬管理ノートを提案した。その際，Aの補償行動に関する認知的要因への介入として，メモの大きさをポケットサイズにし，記入内容を最小限にとどめるとともに，ノートへの記入行動を継続するためのきっかけづくりとして，心理士からの日替わりのメッセージを記載した。そして，ノートの記入忘れを指摘するのではなく，ノートに記入できたことに注目して肯定的なフィードバックを行っていった。また，介入の最初の時点では，記憶障害により飲み忘れが発生しやすい状況を把握できなかったが，服薬管理ノートがある程度使えるようになることで飲み忘れへの自覚が生じたため，その頃から日常生活場面の細かな行動の聞き取りを行った。その結果，飲み忘れが発生しやすい状況を把握することが可能となり，その改善に取り組んだところ，てんかん発作も消失した。以上のことから，この症例では，本人の記憶障害という背景要因のみならず，認知的要因を正確に把握し，そこへの介入を試みたことにより，補償行動が形成され，さらにはてんかん発作も消失するという変化の連鎖が生じたことがわかる。

なお，CBTを実践的な立場から具体例とともに記した良書として，鈴木と神村の『実践家のための認知行動療法テクニックガイド』[13]がある。また，リハビリテーション全般におけるCBTの活用については金築[11]を，高次脳機能障害への認知行動療法およびその他の療法を概観するには，SohlbergとMateer[15]を参照されたい。さらに，社会的行動障害や心理症状にCBTを適用した論文では，三村[16]の前頭葉損傷後の怒りの爆発を呈した症例や馬屋原[17]の

前頭葉損傷後のアパシーの症例での検討が詳しい。近年では，作業療法領域でのCBTの効果のレビューもなされており[18]，さまざまな介入例を一度に比較することが可能である。

高次脳機能障害を持つ者にCBTを実施する際には，認知機能の障害や環境に対する配慮も必要である。例えば，GllagherとMcLeod, McMillan[19]は，CBTの介入における改善方法をいくつかのカテゴリーに分類した。その結果，もっとも多くとられていた改善方法は補償手段の導入とCBTモデルに基づく心理教育であった。これらの他にも，1セッションを短くしたり，セッションの回数を増やすなどの工夫や，各面接での振り返りを増やすなどの方法も取られていた。澤田[20]では，認知面の変容が困難であったびまん性軸索損傷後の意欲低下に対し，行動的介入と問題解決訓練を行った症例を報告している。このように，認知面の変容に特化するのではなく，CBTが持つさまざまな方法を患者の状態に合わせて適宜柔軟に適用していく必要性もあるだろう。その一方で，高次脳機能障害に対するCBTの効果のエビデンスはいまだ十分とはいえない。その一因には，高次脳機能障害では，損傷部位による症状の多彩さに加え，患者を取り巻く環境やリハビリテーションの目標，そして各々のニーズも多様であることから，等質の集団や個人に同一の手法によるCBTの実施が困難であること[14]，介入手続きが多種である上に具体性に乏しい内容の報告が多いことが指摘されている[19]。

さらに，CBTでは，患者とスタッフはお互い協力しながら問題を解決していくパートナーとして考えられ，患者のCBTに対する姿勢が大変重要となる[13, 21]。しかしながら，認知機能の障害や感情コントロールの問題あるいは病識欠如によって，改善へ向けての積極性が低下しているケースも多くある[22]。

筆者自身，前向きになれない患者に向き合うたびに，その対応について悩んできた。そして，患者の動機づけを高める方法を模索する中で動機づけ面接法を知り，少しずつ勉強を始めたところである。十分な知識を持ち合わせていないがゆえに概略的な内容に終始するが，今後の高次脳機能障害における心理療法の実践において身に付けておくべき技法であると考えられることから，次に示したい。

II．動機づけ面接法

MillerとRollnick[23]は，動機づけ面接法を「クライエント中心主義であると同時に，両価性を探索し解決することによって，心の中にある"変化の動機"を拡大する，指示的な方法である」と定義している。両価性とは，物事に対する相反する気持ちを持つこと，つまり，問題行動を変えたいけれども変えたくもないという気持ちを同時に持つことである。動機づけ面接法では，患者が両価的な状態にあることは自然なことであるという理解を示すと同時に，その状態から脱し行動の変容に向かう力を引き出していく。ここで引き出すという言葉を用いるのは，変化を直接促すような指示をせず，面接技法を駆使しながら，変化への動機づけを高めていくからである。そして，このような過程において重視されるのは，患者の自律性である。患者が変化に向かうという選択をするか否かは，患者が決めるべきことであるという姿勢を維持しつつ，その行動へと導いていく。

ここでは，動機づけ面接法の4つの原理について，患者と信頼関係を結ぶ上での重要性に触れる。その4つの原理とは，①共感を表現する，②矛盾を拡大する，③抵抗に逆らわず，一緒に進む，④自己効力感を育む，である。簡単

> **KeyWord**
> ＊動機づけ面接法
> 患者が変化に対して持つ両価性を認めつつ，患者自らの変化に向かう行動を動機づけていく面接技法である。

> **KeyWord**
> ＊両価性
> 行動の変化に対する相反する2つの感情のことであり，変化することと変化しないことの両方に対して同時にメリットを感じている状態を指す。

に，4つの具体例を示す。①については，患者からみた問題行動の両価性を批判せず，理解することに努め，それを患者に対して表現していくことである。例えば，頭部外傷後にお菓子を食べることをやめられなくなった女性患者がいるとしよう。患者は，お菓子を食べ続けることによって体重が増加し，健康にも良くないことを理解しているが，同時に，お菓子を食べることは入院中の唯一の楽しみだと感じている。そのような場合，お菓子を食べ続ける行動を指摘し，その行為をやめさせるための介入をしようとするのではなく，「お菓子を食べ過ぎかなと感じてはいるけど，お菓子を食べるとほっとするんですね」などと，まずはお菓子を食べる行為に対する本人の立場からの利益について理解を示すことが重要になる。②については，患者が価値を置いているものについて考えた上で，現在の行動とその価値を照らし合わせることで，それらの間の矛盾を明確にしていく。しかしながら，矛盾は面接者が指摘するものではなく，患者自身が気づくようにしていかなければならない。先の例でいえば，もし患者が痩身に価値を置いているのであれば，お菓子を食べ続けることによってどうなるかを考えさせ，本人の理想とどのような隔たりが出てくるのかを理解させる。続いて③では，本人が変化することへの抵抗を示した時に，その抵抗に逆らわず，患者の自律的な意思決定を促すことである。お菓子を食べすぎることについて「このままお菓子を食べ続けると，どうなると思いますか。体重には影響はないでしょうか」などと伝えると，患者は「太るでしょうけど，仕方ないですね」といい，変化に抵抗するような表現をするかもしれない。しかしながら，「もともと痩せていらっしゃるし，少しくらい体重が増えてもあまり見た目も変わらないかもしれませんよね。だったら無理してやめる必要もないかもしれませんね。た

だ，仮にもし，このままお菓子を食べ続けるとどうなりますかね」というように，面接者は変化を強要するのではなく患者本人が示す変化への抵抗に同調し，患者本人が変化のための自律的な選択を行えるような問いかけを行う必要がある。最後に④は，患者が自身の両価性を十分に理解し，変化を求め始めた際，その変化を実行に移すために重要となる。ここでは，変化に向けて患者ができそうなことを多角的に提示し，患者本人の自律的な選択とその実行を後押しできるよう，自己効力感を高める働きかけを行う。患者にできそうなことを尋ねてもよいだろうし，患者ができそうなことをいくつか挙げ，患者本人に自律的に選択してもらうということもあるだろう。

　動機づけ面接法は，アルコールの問題や薬物障害の治療のために開発され[24]，1991年にMillerとRollnickがその総合的な著書を初めて出版したことに端を発し，その後，種々の精神疾患や生活習慣病の治療へと適用が拡大されている。高次脳機能障害への適用においては，CBTへの導入として行った報告[21,25]や受傷後の薬物・アルコール乱用への取り組みなどが報告されている[22]。これらの効果を報告した研究については，妥当性や方法の具体性といった観点からいくつかの問題点が指摘されているものの[26]，MedleyとPowell[22]は，動機づけ面接法の協働性や自己効力感向上の原理が患者の関与をサポートするとしている。そして，患者の問題のメカニズムの理解や障害の受容，そして現実的な目標設定に役立つ他，リハビリテーションへの積極的な関与も高めると主張する。ここで重要なのは，動機づけ面接法は，患者の問題を解決するためのメインの手段ではなく，手段へ向かうための準備を整えるものとして機能するという点である。特に，患者との信頼関係を築く上では，障害を抱えた患者本人の視点を理解し，共有し

ていく必要がある．動機づけ面接法を支える4つの原理は，我々医療従事者にそういった態度の醸成を促し，患者との信頼関係を築く上での重要な示唆を与えるものであろう．

Ⅲ．まとめと今後の課題

頭部外傷への対応に限らず，筆者の長年の臨床経験の中でこれまで特に困難に感じてきたことは，アセスメントにおいて示される心理的症状や社会的行動障害が認知機能の障害によるものなのか，あるいは個人の生来の特性やその他の要因によるものなのかを見極めることと，リハビリテーションに消極的な患者をいかに動機づけるのかという2点であった．本節では，患者の問題の把握の仕方という観点からCBTのアセスメントを，患者の動機づけという観点から動機づけ面接法を紹介した．この2つが持つ観点は，筆者の長年の悩みに対する一つの解決方法を与えてくれるものであった．

Prigatano[27]は，高次脳機能障害が社会的環境に対する患者の認知と相互に作用し合っているとし，認知リハビリテーションでは患者の新しい心理社会的状況への適応を促すことが重要であると説いている．彼が指摘するように，患者が表出する問題には患者の環境に対する主観的な経験が影響している場合があるにも関わらず，患者が有する認知機能障害を重視するあまり，それらを見過ごしてしまう場合がある．患者の問題を理解するためには，その問題を認知機能障害との一対一対応として考えるのではなく，環境との相互作用としてとらえるとともに，患者の現在の主観的経験に耳を傾けることが最初のステップとなるのではないだろうか．そういった意味において，CBTの枠組みに沿って患者の問題を理解することは，認知機能の障害の

みならず，個人の認知や感情，そして患者が置かれている環境までを含んだアセスメントを可能にすると考える。また，動機づけ面接法のように，患者の変化に対する矛盾した気持ちを聞き取り，共感を示すことによって患者と信頼関係を結ぶことは，患者の主体的態度を導き，どのような介入を行うにしてもその効果をさらに高めてくれるものかもしれない。

三村[16]は，患者の気づきのレベルによって効果的な介入方法が異なるとし，患者の気づきのレベルが低いほど行動論的介入が，機能や気づきのレベルが高いほど認知的介入が有効になると示唆している。本節では紹介できなかったが，行動論的介入の新たな方法として，acceptance and commitment therapyと呼ばれるものも普及してきている。我々臨床現場での介入を試みる者は，情報とスキルの共有，そしてそれらのアップデートを心がけ，患者にとって最善で最適なものを提供できるよう常に準備をしておく必要がある。また，リハビリテーションの未来を見据え，介入方法を深化させていくためには，高次脳機能障害の特性に合わせた心理療法の適用について研究を進めると同時に，リハビリテーション領域でも心理療法を活用できるコメディカルスタッフを育成することが喫緊の課題であろう。

文献

1) 大橋正洋：脳外傷リハビリテーションの課題. リハ医学, 37：121-128, 2000.
2) Williams WH, Evans JJ : Brain injury and emotion : An overview to a special issue on biopsychosocial approaches in neurorehabilitation. Neuropsychol Rehabil, 13 : 1-11, 2003.
3) Sheilds C, Ownsworth T, O'Donovan A, et al. : A transdiagnostic investigation of emotional distress after traumatic brain injury. Neuropsychol Rehabil, 26 : 410-445, 2016.

4) 村井俊哉：社会的行動障害の症候学. 高次脳機能研究, 29：18-25, 2009.
5) 橋本優花里：認知リハビリテーション. 心理学研究の新世紀1 認知・学習心理学（深田博己, 監修, 宮谷真人, 中条和光, 編著）. ミネルヴァ書房, 京都, pp.497-512, 2012.
6) 橋本優花里：脳外傷・脳血管障害. 医療心理学の新展開―チーム医療に活かす心理学の最前線（鈴木伸一, 編著）. 北大路書房, 京都, pp.91-101, 2008.
7) 橋本優花里, 澤田　梢, 認知リハビリテーションの現状と課題. 福山大学人間文化学部紀要, 8：117-127, 2008.
8) 橋本優花里, 澤田　梢, 鈴木伸一：高次脳機能障害における認知行動療法の適用について. 福山大学人間文化学部紀要, 6：23-30, 2006.
9) Cattelani R, Zettin M, Zoccolotti P : Rehabilitation treatments for adults with behavioral and psychosocial disorders following acquired brain injury-A systematic review. Neuropsychol Rev, 20：52-85, 2010.
10) 高山　巌：行動療法と認知行動療法, 認知行動療法の理論と実際（岩本隆茂, 大野　裕, 坂野雄二, 編）. 培風館, 東京, pp.21-28, 1997.
11) 金築　優：認知行動療法. MB Medical Rehabilitation, 138：9-15, 2011.
12) 坂野雄二：さまざまな認知行動療法, 認知行動療法の理論と実際（岩本隆茂, 大野　裕, 坂野雄二, 編）. 培風館, 東京, pp.21-28, 1997.
13) 鈴木伸一, 神村栄一：認知行動療法を臨床実践に活かすために. 実践家のための認知行動療法テクニックガイド―行動変容と認知変容のためのキーポイント（坂野雄二, 監修）. 北大路書房, 京都, pp.141-167, 2005.
14) 鈴木伸一, 巣黒慎太郎, 近藤真前, ほか：慢性疾患患者のQOLの改善に活かす認知行動療法の実践―II高次脳機能障害者への認知行動療法. 認知療法研究, 8：199-209, 2015.
15) Sohlberg MM, Mateer CA：高次脳機能障害のための認知リハビリテーション―統合的な神経心理学的アプローチ（尾関　誠, 上田幸彦, 監訳）. 協同医書出版社, 東京, 2012.
16) 三村　將：社会的行動障害への介入法―精神医学的観点からの

整理―. 高次脳機能研究, 29：26-33, 2009.
17) 馬屋原誠司：社会的行動障害を呈する高次脳機能障害への認知行動療法. MB Medical Rehabilitation, 138：83-90, 2011.
18) Wheeler S, Acord-Vira A, Davis D：Effectiveness of interventions to improve occupational performance for people with psychosocial, behavioral, and emotional impairments after brain injury-A systematic review. Am J Occup Ther, 70：7003180060p1-7003180060p9, 2016.
19) Gallagher M, McLeod HJ, McMillan TM：A systematic review of recommended modifications of CBT for people with cognitive impairments following brain injury. Neuropsychol Rehabil, 22：1-21, 2016.
20) 澤田 梢：高次脳機能障害者への行動的アプローチと問題解決訓練. 行動療法研究, 35：122, 2009.
21) Ponsford J, Lee NK, Wong D, et al.：Efficacy of motivational interviewing and cognitive behavioral therapy for anxiety and depression symptoms following traumatic brain injury. Psychol Med, 46：1079-1090, 2016.
22) Medley AR, Powell T：Motivational interviewing to promote self-awareness and engagement in rehabilitation following acquired brain injury-A conceptual review. Neuropsychol Rehabil, 20：481-508, 2010.
23) ウイリアム・R・ミラー, ステファン・ロルニック：動機づけ面接法 (松島義博, 後藤 恵, 訳). 星和書店, 東京, p.34, 2007.
24) 松島義博：訳者序文. 動機づけ面接法 (ウイリアム・R・ミラー, ステファン・ロルニック, 著, 松島義博, 後藤 恵, 訳). 星和書店, 東京, pv-vi, 2007.
25) Hsieh MY, Ponsford J, Wong D, et al.：Development of a motivational interviewing programme as a prelude to CBT for anxiety following traumatic brain injury. Neuropsychol Rehabili, 22：563-584, 2012.
26) Knight KM, McGoan L, Dickens C, et al.：A systematic Review of motivational interviewing in physical health care settings. B J Health Psychol, 11：319-332, 2006.
27) Prigatano GP：神経心理学的リハビリテーションの原理 (中村隆一, 監訳). 医歯薬出版株式会社, 東京, 2002.

第Ⅳ章　頭部外傷の評価と対応

頭部外傷および高次脳機能障害とPTSD

国立精神・神経医療研究センター精神保健研究所　西　大輔

> **臨床に役立つ　ワンポイント・アドバイス**
> One-point Advice
>
> 　頭部外傷や高次脳機能障害の後に，心的外傷後ストレス障害（Post Traumatic Stress Disorder：PTSD）を発症することがある。筆者らの研究では，脳振盪など軽度頭部外傷によって事故時の恐怖を覚えていない場合には，PTSD発症のリスクが低くなる可能性が示された。一方，中等度以上の頭部外傷の後にPTSDを発症し，高次脳機能障害の症状が恐怖記憶の想起・再固定（強化）に関与している場合には，PTSDの難治例となることもある。対応にあたってはまず画像検査と神経心理学的検査などで高次脳機能障害を詳細に評価したうえで，認知機能低下による服薬アドヒアランス不良など治療に影響を与える要因を検討する必要がある。また，低下している機能やその予後について家族と情報を共有したうえで，日常生活上の支障を少しでも軽くするようなサポートを家族とともに行っていくことが不可欠になると考えられる。

はじめに

　頭部外傷をきたすような外傷的出来事のなかで，一般市民が体験する可能性がもっとも高いのは交通事故である。アメリカでは男性の4人に1人が生涯で一度は交通事故を体験することが示されており[1]，日本でもシートベルトの着用率向上や飲酒運転の厳罰化などが効を奏して減少を続けているものの，2016年においても年間約61万8千人が交通事故で負傷している[2]。

> **KeyWord**
> *心的外傷後ストレス障害（PTSD）
> 危うく死ぬまたは重症を負うような出来事を経験した後に生じる精神疾患。

筆者らは三次救急病院において，交通外傷患者の精神健康に関する研究を2004〜2011年まで行った。そこで本稿では，筆者らの研究で得られた日本のデータを紹介しつつ，頭部外傷のなかでもっとも頻度が高いとされる軽度頭部外傷と心的外傷後ストレス障害（Post Traumatic Stress Disorder：PTSD）の関係について主に述べ，高次脳機能障害をともなう頭部外傷についても若干触れたいと思う。

なお，本稿は2012年に発表した拙論（西　大輔，臼杵理人，松岡　豊：頭部外傷後のPTSD. 精神科治療学 27（3）：323-326, 2012[3]）をもとにしており，症例提示などを除いては内容が大幅に重複していることをお断りしておきたい。本稿の出版については原論文を出版した星和書店から許可を得ている。

Ⅰ．交通外傷患者の精神健康に関するコホート研究（TCOM研究）の概要

著者らの研究は，The Tachikawa Cohort of Motor Vehicle Accident Study（TCOM研究）と名づけられている。交通外傷で救命救急センターに搬送された患者300名の経過を3年間観察したコホート研究である。TCOM研究のデザインについては他誌に発表しているが[4]，改めて概要について説明する。

> **KeyWord**
> *コホート研究
> ある集団を一定期間追跡し特定の要因と疾病発生の関連を調べる観察研究。

対象は，国立病院機構災害医療センターICUに交通外傷で入院した患者のうち，以下の条件を満たすものを連続的にサンプリングした。適格条件は，①18歳以上70歳未満，②居住地もしくは勤務地が病院から40km圏内，③文書による参加同意が得られる，除外条件は，①脳画像検査で脳実質の障害が認められる，②認知機能低下（Mini Mental State Examination：MMSE＜24点），③事故前か

ら統合失調症，気分障害，てんかん，神経変性疾患を認める，④自傷行為や希死念慮，あるいは調査に耐えられないほど精神身体状態が不良である，⑤日本語以外を母国語とする，とした．つまり，中等度以上の頭部外傷については研究対象から除外した．

身体的な初期治療を終え担当医の許可を得た後，患者が退院するまでに研究参加への導入と同意取得を行った．初回調査は，薬物による認知機能低下の影響がないことをMMSEにより確認した後，事故から約2日後に精神科医または看護師資格を有する心理士が行った．人口統計学的背景や交通事故の詳細な情報に関して面接で確認するとともに，必要に応じて診療記録ならびに救急車搬送記録からもデータを入手した．

II．TCOM研究における軽度頭部外傷とPTSDの関連の検討

まず，以下の症例を提示したい．

【症例1】

30代男性．山道をバイクで走行中に単独事故を起こし，頭部打撲・脳振盪のほか，骨盤・大腿骨・肋骨などの多発骨折を受傷してドクターヘリで救急搬送された．身体的に重症で，事故後1ヵ月程度はせん妄が遷延した．脳振盪のため事故の記憶はなかったが，頭部画像所見に異常はなく，せん妄改善後は精神症状も特に認められなかった．

事故から約半年後に転居したが，転居後から頻繁に悪夢に悩まされるようになり，不眠・イライラなども増悪した．新居の上空が航空機の飛行経路にあたっており，飛行機の騒音を耳にする機会が非常に多くなったこと，騒音を耳に

するたびに交通事故直後にドクターヘリで搬送されたことを想起していたことが明らかになった。

症例1は，軽度頭部外傷から約半年後にPTSDの症状を呈した症例である。

頭部外傷の原因となるような出来事は，PTSDの診断基準A-1に定められている「実際にまたは危うく死ぬ，重症を負うような出来事」である場合がある[5]。したがって，頭部外傷後にPTSDを発症することは，一見ごく自然なことのように思われる。

ただ，PTSDは恐怖記憶の過剰な固定化や消去の進まない状態が病態形成に密接に関与していると考えられている疾患である。頭部外傷によって恐怖を明確に記憶していない場合，頭部外傷がPTSDの保護因子となる可能性も否定できない。しかし頭部外傷後のPTSDに関する先行研究は少なく，特に日本における実証的なデータは筆者らの知る限りこれまでなかった。そこで筆者らは，軽度頭部外傷がその後のPTSDの保護因子になっているか危険因子になっているかについて検討した。

ここで，米国リハビリテーション医学会による軽度頭部外傷（mild Traumatic Brain Injury：mild TBI）の基準を表1に示す[6]。TCOM研究は交通外傷後の精神疾患の有病率とその危険因子，ならびに外傷後成長を含む精神健康を調べることを目的としたコホート研究であり，もともと頭部外傷の影響について調べることは目的としていなかったが，初回面接のなかで「交通事故の記憶が曖昧かどうか」「事故のとき，あるいはその直後に意識を失ったかどうか」については確認した。そのため，表1の基準にてらして，この二つの項目のうち少なくとも一つに当てはまり，初療時のGlasgow Coma Scale（GCS）が13点以上であった対

【表1】軽度頭部外傷の基準

身体外傷によって，以下のうち少なくとも一つによって表される脳機能の生理学的な障害があること
1. 何らかの意識消失があること 2. 事故の直前もしくは直後の出来事に関する何らかの記憶がないこと 3. 事故の時の精神状態に何らかの変容があること（例：もうろうとしていたり，見当識がなかったり，混乱していたりした）
外傷の重症度に関しては，以下を越えないこと
●意識消失は約30分以下であること ●事故30分後のGCSは13点以上あること（13〜15点） ●外傷後の健忘は24時間を越えないこと

(Ruff RM, Iverson GL, Barth JT, et al. : Recommendations for diagnosing a mild traumatic brain injury : a National Academy of Neuropsychology education paper. Arch Clin Neuropsychol, 24 : 3-10, 2009 より引用，一部表現を改変)

象者を軽度頭部外傷と定義した。なお，24時間以上の健忘を認めた対象者はいなかった。

PTSDの診断は，構造化診断面接Clinician-Administered PTSD Scale（CAPS）を用いて受傷後6ヵ月時点に行った。なお，PTSDの主要三症状である再体験，回避・麻痺，過覚醒のうち，いずれか二つの基準を満たすものを部分PTSDと診断した。

事故の記憶が曖昧であると答えた対象者は300名のうち93名（31％）であり，意識消失があったと答えた対象者は173名（57.7％）であった。GCSが12点以下であった対象者を除くと，164名（54.7％）が今回の軽度頭部外傷の基準に該当した。

追跡調査時点までに脱落した対象者を除くと，6ヵ月時点ではPTSDは8名（7.5％），部分PTSDは11名（10.4％）であった。軽度頭部外傷の基準を満たし，かつPTSDまたは部分PTSDの診断基準を満たしていた対象者は，6ヵ月時点では6名であった。

研究から脱落した対象者のデータを統計学的に補った上

でロジスティック回帰分析を行ったところ，軽度頭部外傷は事故後6ヵ月時点のPTSDおよび部分PTSDの発症可能性を低くしていた（オッズ比0.25，95％信頼区間0.09-0.72，p＝0.01）。この結果は，年齢と性別を調整変数として補正しても変わらなかった。

TCOM研究は，軽度頭部外傷が必ずしも厳密に評価されていないことや脱落者が多いことなどいくつかの限界がある。しかし今回の解析で，日本の交通外傷患者において軽度頭部外傷はPTSD発症にむしろ保護的に働く可能性があること，しかし少ないながらも軽度頭部外傷を受傷しながらPTSDあるいは部分PTSDをも発症する患者も存在することが示された。

Ⅲ. 軽度頭部外傷後のPTSDに関する先行研究の要約

海外の先行研究でも，事故の記憶がない外傷患者のほうがPTSDを発症しにくかったことを示す研究や[7]，頭部外傷の程度が重いほどPTSDを発症しにくくなることを示した研究があり[8]，これらの知見はTCOM研究の結果と一致している。

一方，イラク戦争に従軍した兵士に関する研究では，軽度頭部外傷がPTSDの危険因子になったことを示した研究もある[9]。出来事を覚えていなくても，極限のストレス下で視床下部・下垂体・副腎系が活性化するなどしてPTSDを発症することはありえるとされているが[10]，軽度頭部外傷を受傷していたほうがPTSDの発症可能性が高まるのはなぜなのか，そのメカニズムについてはこの論文中では明らかにされていない。

従軍兵士の場合，軽度頭部外傷の原因は爆風によるもの

が多く，また派遣中に複数回の身体外傷や心的外傷を経験している可能性も少なくないことから，一般市民が交通事故に遭った場合とは区別して考えたほうがよいと思われる[11]。

また，頭部外傷後の身体的治療の経過のなかにPTSDに関係する要因がいくつか含まれていることも，頭部外傷がPTSDに与える影響を調べにくくしている。たとえば，麻酔薬プロポフォールの使用によりPTSDが発症しやすくなる可能性が動物研究で示されており[12]，せん妄や集中治療室での身体拘束などを患者が経験した場合，そのこともPTSD発症の危険性を高める可能性がある。今後の研究では，こういった交絡要因の影響を排除したうえで，頭部外傷とPTSDとの関係を明らかにすることが望まれる。

さらに，頭部外傷とPTSDとの関係を考えるうえで，PTSDの診断基準の一つに「外傷の重要な側面の想起不能」があることは重要な問題である。本来，この項目は解離性の健忘を評価するための基準であるが，実際の臨床現場では頭部外傷による健忘と区別することが難しい。交通事故のような身体外傷後のPTSDを評価する際にはこの項目を除外するべきだという議論も一部でなされているが[13]，これも今後の検討課題であろう。

軽度頭部外傷後のPTSDに特別な対応があるわけではなく，基本的には通常のPTSDに準じて対応していくことになる。ただ，欧米のガイドラインでPTSD治療の第一選択として推奨されているトラウマ焦点化認知行動療法に関しては，出来事の記憶が曖昧である場合には適応となりにくいかもしれない。

Ⅳ．高次脳機能障害とPTSD

軽度頭部外傷がPTSDを発症させにくくする可能性に

ついて述べてきたが，高次脳機能障害をともなうような中等度以上の頭部外傷とPTSDはどのように関係しているのだろうか。

中等度以上の頭部外傷患者はTCOM研究から除外したため実証的なデータを示すことはできないが，代わりに以下の症例を提示したい。

【症例2】

40代女性。X年3月，横断歩道を歩行中に左折車に巻き込まれ，後頭骨骨折と外傷性くも膜下出血を受傷して救急搬送され，入院となった。4月に退院したが，退院後から不眠，抑うつ気分，希死念慮，車への強い恐怖など，うつ病・PTSDの精神症状に加えて，異臭や味覚の消失，記憶力の低下といった症状が出現した。これらの高次脳機能障害と考えられる症状が出現するたびに事故時の記憶が想起され，精神症状の増悪・遷延に大きく影響した。MMSEは23/25で26問目以降は本人が拒否され実施できなかった。

症例2は，高次脳機能障害後にPTSDを発症した症例である。

症例2では，高次脳機能障害によると考えられる身体症状と，PTSD症状とが深く関連していた。一般的に，記憶は想起したときにいったん不安定化し，改めて再固定化されることが知られており[14]，再固定化の際には新しい情報と連合して記憶がアップデートされたり強化されたりすると考えられている[15]。

この症例の場合，異臭や味覚の消失をはじめとする高次脳機能障害の症状を感じるたびに交通事故のことを想起し，自分の感覚が失われたことや能力が低下することに対する怒りや辛さが加わってトラウマの記憶が強化されてい

るという見方が可能かもしれない．

　高次脳機能障害はその部位と重症度によって症状も予後も多彩であり，また長時間の面接調査に耐えられないなどの理由で研究対象者から除外されることが多く，高次脳機能障害とPTSDの関連を調べた実証研究は国際的にも非常に少ない．しかしこの症例からは，高次脳機能障害は軽度頭部外傷とは異なりPTSDの危険因子となっている可能性が考えられる．

　対応にあたってはまず画像検査と神経心理学的検査などで高次脳機能障害を詳細に評価し，認知機能低下による服薬アドヒアランス不良など治療に影響を与える要因を検討する必要がある．また，集中力低下をはじめとする一部の症状は器質因かPTSDによるものかの判別がしばしば困難であるが，重症度が高ければ器質因の影響が大きいと考えられる場合が多いように思われる．低下している機能やその予後についての情報を家族と共有したうえで，日常生活上の支障を少しでも軽くするようなサポートを家族とともに行っていくことが，PTSDの治療の土台を作る上でも不可欠になると考えられる．

文　献

1) Kessler RC, Sonnega A, Bromet E, et al. : Posttraumatic stress disorder in the National Comorbidity Survey. Arch Gen Psychiatry, 52 : 1048-1060, 1995.
2) 警察庁：平成28年中の交通事故死者数について. 2017. Available from:file:///C:/Users/25011/Downloads/h28%E6%AD%BB%E8%80%85%E6%95%B0.pdf.
3) 西　大輔, 臼杵理人, 松岡　豊：頭部外傷後のPTSD. 精神科治療学, 27 : 323-326, 2012.
4) Matsuoka Y, Nishi D, Nakajima S, et al. : The Tachikawa cohort

of motor vehicle accident study investigating psychological distress : design, methods and cohort profiles. Soc Psychiatry Psychiatr Epidemiol, 44 : 333-340, 2009.
5) American Psychiatric Association : Diagnostic and Statistical Manual of Mental Disorders, Fifth Edition. American Psychiatric Association, Arlington, VA, 2013.
6) Ruff RM, Iverson GL, Barth JT, et al. : Recommendations for diagnosing a mild traumatic brain injury : a National Academy of Neuropsychology education paper. Arch Clin Neuropsychol, 24 : 3-10, 2009.
7) Gil S, Caspi Y, Ben-Ari IZ, et al. : Does memory of a traumatic event increase the risk for posttraumatic stress disorder in patients with traumatic brain injury? A prospective study. Am J Psychiatry, 162 : 963-969, 2005.
8) Zatzick DF, Rivara FP, Jurkovich GJ, et al. : Multisite Investigation of Traumatic Brain Injuries, Posttraumatic Stress Disorder, and Self-reported Health and Cognitive Impairments. Arch Gen Psychiatry, 67 : 1291-1300, 2010.
9) Hoge CW, McGurk D, Thomas JL, et al. : Mild traumatic brain injury in U.S. soldiers returning from Iraq. N Engl J Med, 358 : 453-463, 2008.
10) Bryant RA : Posttraumatic stress disorder and traumatic brain injury : can they co-exist? Clin Psychol Rev, 21 : 931-948, 2001.
11) Stein MB, McAllister TW : Exploring the convergence of post-traumatic stress disorder and mild traumatic brain injury. Am J Psychiatry, 166 : 768-776, 2009.
12) Hauer D, Ratano P, Morena M, et al. : Propofol enhances memory formation via an interaction with the endocannabinoid system. Anesthesiology, 114 : 1380-1388, 2011.
13) O'Donnell ML, Creamer M, Bryant RA, et al. : Posttraumatic disorders following injury : an empirical and methodological review. Clin Psychol Rev, 23 : 587-603, 2003.
14) Nader K, Schafe GE, Le Doux JE : Fear memories require protein synthesis in the amygdala for reconsolidation after retrieval. Nature, 406 : 722-726, 2000.
15) 井ノ口馨：記憶をコントロールする．岩波書店，東京, 2013.

第Ⅳ章　頭部外傷の評価と対応

頭部外傷後の運転再開とその評価

産業医科大学リハビリテーション医学講座　加藤　徳明，佐伯　覚
独立行政法人労働者健康安全機構九州労災病院門司メディカルセンター　蜂須賀　研二

> **臨床に役立つ　ワンポイント・アドバイス**
> One-point Advice
>
> 　海外の研究の多くは路上評価や運転再開に関連する因子を検討しており，知能，注意機能，情報処理速度，視空間認知能力，視覚機能（有効視野など）の評価が重要である．事故と関連する因子の検討はされているが，事故はまれであり予測する検査の抽出は難しい．若年で受傷後健忘が短期，身体・視覚機能障害がなく，教育歴が高いほど運転を再開する傾向にあるが，受傷前の運転スタイルで事故が少ないことや，障害や運転能力への自己認識が高いことも重要である．
> 　運転再開にはシミュレーターや教習所での実車教習などを実施して包括的に運転再開を判定することが重要であるが，医療機関の役割は医学的に認知機能が健常者のレベルにあることの確認であろう．視野障害，半側空間無視，症候性てんかんを考慮した対応も重要である．当院では同名半盲や半側空間無視患者は原則運転再開不可としており，症候性てんかんを生じたことのない患者でも，発作の危険性が高ければ6ヵ月～1年間は運転再開を保留としている．

はじめに

　外傷性脳損傷（traumatic brain injury：TBI）患者が職場復帰・社会復帰をする際には，自動車運転再開を望む者が多い．我が国では，道路交通法第103条で免許の取消し・停止の病気を定めており，TBI患者は主に道路交通法施行令第33条の2の3[1)]で示す「自動車等の安全な運転に必要

な認知，予測，判断又は操作のいずれかに係る能力を欠くこととなるおそれがある症状を呈する病気」に該当する。警察庁丁運発第146号（平成28年9月）[2]のなかには，「一定の病気に係る免許の可否等の運用基準」が別添されている。TBI後の高次脳機能障害は"頭部外傷後遺症"に該当し「その他の認知症」に分類され，「6月以内に回復する見込み」などの診断をすることになる。しかし，その「回復」に関する判断基準は不明確であり，法的な認知症（道路交通法90条，介護保険法[3]第5条の2に規定）とは「日常生活に支障があるほど認知機能が低下した状態」であり，日常生活に支障がなければ運転再開可能としてもよいのかとの疑問も生じる。実際は病状の診断ばかりではなく，医学的立場から安全に運転できるか否か注意機能障害などの判断をする必要があり，標準的な認知機能評価や運転再開の手順を模索しているのが現状である。

ここではまず，前述の「回復」の基準を少しでも理解するために，海外におけるTBI患者の運転に関する研究報告を概説する。また，我々は簡易自動車運転シミュレーター（Simple Driving Simulator：SiDS）を開発し，2015年1月の時点で「高次脳機能障害者の自動車運転再開の指針（Ver.2）」（以下，指針）を作成[4]しており，後半は指針に沿った運転再開の手順について問題となりやすい症状への対応を含め説明する。

Ⅰ．海外での研究報告

海外では路上評価の合格を予測する検査や運転を再開していない患者の特徴・成績が低い検査を抽出する研究が多い。また，運転再開後の事故や違反に関する研究，自己認識に注目した研究などもある。以下にそれぞれの研究に関

して概要を述べる。

❶ 路上評価の合格を予測する検査

神経心理学的検査・行動検査は一般的に運転適性評価に役立つとされ，総説論文ではTamiettoら[5]は配分的注意・情報処理速度・ワーキングメモリ・知覚運動技能，Ortolevaら[6]は選択的・配分的注意，Brouwerら[7]は情報処理速度・配分的注意・手続き記憶・遂行機能の評価が重要であると述べた。Rossら[8]は，路上評価合格者は受傷後健忘が短期間，身体・視覚機能障害がなく，反応時間が良いと述べ，路上評価で不合格になった患者でも路上運転リハビリテーション（以下，リハビリ）が運転再開に有効であると報告した。以上より，路上運転の予測には注意機能，情報処理速度の評価は特に重要であろう。有効性に関する報告のある検査[8～20]を**表1**[9]に示す。複数もしくは単

> **KeyWord**
> ＊有効視野
> (useful field of view)
> 情報を検索，弁別，処理，貯蔵しうる注視点の周辺領域，中心視と同時に認知できる範囲。

【表1】運転適性評価に有効な検査・患者の特徴

	路上評価の合格を予測する検査・特徴	運転未再開者で成績が低い検査・特徴
知能検査		WAIS[13]の行列推理[14]・符号[15]
注意機能検査	TMT-B[10] Stroop test[11]	TMT[13,16]，CTT[15] SDMT[13]，Stroop test[13]
反応時間・処理速度	反応時間[8]，情報処理課題[11] perceptual speed test[12]	
視空間認知・視覚機能検査	UFOV[10]	ROCF[15]
その他	SDSA[11]	
患者の特徴	受傷後健忘が短期間[8] 身体・視覚機能障害がない[8]	長期の意識障害[17]，高齢・女性[18] てんかん・視覚障害[19] DRS・FIMが低得点，受傷前が施設，無職か退職者，教育歴が高卒[20]

WAIS：Wechsler Adult Intelligence Scale，TMT：Trail Making Test，CTT：Colored Trails Test，SDMT：Symbol Digit Modalities Test，UFOV：Useful Field of View，ROCF：Rey-Osterreith Complex Figure Test，SDSA：Stroke Driver Screening Assessment，DRS：Disability Rating Scale，FIM：Functional Independence Measure

（加藤徳明：高次脳機能障害者の自動車運転再開に関する研究報告：文献レビュー．高次脳機能障害者の自動車運転再開とリハビリテーション1（蜂須賀研二，編），金芳堂，京都，p.80，2014より表1を改変）

一の検査で，路上評価の合否をどの程度の割合で正確に判別できたかを述べ，検査の妥当性を検討した報告が多い。

❷ 運転を再開しているか否かの研究

　長期の意識障害[17]，高齢・女性[18]，てんかん・視覚障害[19]，Disability Rating Scale（DRS）やFunctional Independence Measure（FIM）が低得点，受傷前が施設入所，無職か退職者，教育歴が高卒レベル[20]の患者は運転を中止する傾向があるという報告がある。重症度に関してLeon-Carrionら[21]は，重度TBIで認知機能低下があっても身体機能が80％以上回復した者は訓練後に安全に運転再開ができたと報告した。また，重症者ほど運転再開は遅いが受傷5年後に中等度～重度患者の半数が運転を再開しており重症度は再開の因子ではない[20]ことや，認知機能が低く重症なほど運転頻度と距離が少ない[18]ことも示され，重症であっても運転再開時期や頻度の調整で再開している患者が多いと考えられる。Hawley[19]は，運転再開者の約半数で記憶障害や易怒性，興奮性といった行動障害を認めており，適切な評価やアドバイスにより運転再開可能であると述べた。運転未再開者で成績が低い検査を示す報告も多く**表1**に示す。我々は以前，行政的な高次脳機能障害者41名（運転適性判定を目的とした患者ではない）に対して運転状況調査を実施し，平均2年9ヵ月前に実施していた神経心理学的検査との比較で，運転再開者と未再開者で有意差・有意な傾向を示したが**表2**のように抽出された。**表1**に示す検査をいくつか含んでおり，この結果から標準注意検査法（Clinical Assessment for Attention：CAT）は重要と判断し当院では必須の検査としている。

【表2】高次脳機能障害者41名の運転再開者と未再開者の神経心理学的検査の比較

		運転再開者（20名）	未再開者（21名）	p値
WAIS-R（Ⅲ）	動作性IQ	91.4±11.7	77.2±17.3	0.008
	全IQ	91.4±14.5	80.0±15.6	0.029
ROCF	模写	35.3±2.3	32.0±5.5	0.050
CAT	SDMT達成率（％）	43.6±11.5	31.6±14.8	0.045
	PASAT1秒条件（％）	36.4±17.3	16.9±17.1	0.015
	Position Stroop所要時間（秒）	90.9±14.4	119.7±33.4	0.027
	CPT X課題平均反応時間（ミリ秒）	494.8±86.6	577.0±82.2	0.035
TMT	Part A（秒）	71.8±42.7	132.4±97.3	0.028
	Part B（秒）	98.1±29.1	177.3±102.5	0.005

数値は平均値±標準偏差

WAIS：Wechsler Adult Intelligence Scale, ROCF：Rey-Osterreith Complex Figure Test, CAT：Clinical Assessment for Attention, SDMT：Symbol Digit Modalities Test, PASAT：Paced Auditory Serial Addition Test, CPT：Continuous Performance Test, TMT：Trail Making Test

❸ 運転再開後の事故や違反の研究

事故に関して，重度TBI患者では健常者より相対リスクが2.3倍[22]，受傷前と事故件数に有意差はないが平均運転距離換算で相対リスクは3.07倍[23]，TBI患者はシートベルトの装着率が低く，複数回の事故経験がある者が多い[24]などの報告がある。我々の以前の調査でも，高次脳機能障害者41名（TBI 26名，脳卒中・他15名）のうち運転再開者20名と未再開者21名の脳損傷の原因に相違はなかったが，運転再開者で事故経験があった5名は全員TBI患者であった（図1）。前述の通り，TBI患者は重症であっても運転を再開している者は多いが事故を生じやすい傾向があるといえ，適切な判断基準が確立していないことが推察される。Schankeら[25]は，一般住民と比較し，TBI患者は事故率が有意に高く，脳卒中患者と異なり受傷前の運転スタイルを変更していなかったと指摘している。Pietrapianaら[17]は，TBI患者で受傷前の事故や違反，運転スタイルが予測結果に関わると述べており，脳損傷の原因や受傷前の状況も考慮する必要があるだろう。

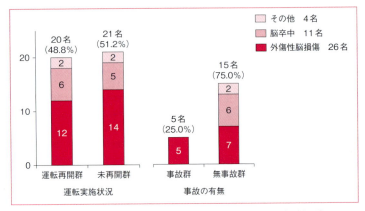

【図1】高次脳機能障害者41名の運転再開状況と事故経験

　一方で，TBI患者の事故は10年前の神経心理学的検査，路上評価の成績と関連はなかったという報告がある[26]。また，Trail Making Test（TMT）やSymbol Digit Modalities Test（SDMT）を含む神経心理学的検査[27]，Wechsler Adult Intelligence Scale（WAIS）の符号課題[17]は事故・違反とは相関がないという報告もある。最近では，Rossら[28]は適切な運転リハビリプログラムを受けた患者の事故率は受傷前と有意差はなく，運転リハビリが必要な患者は障害が重度だが受傷前と比べ危険性を避けるよう運転行動を変更していたと述べた。事故を予測できる運転再開基準の作成はもっとも期待されることだが，事故はまれな事象であり運転適性のない者が必ず事故を生じるわけではなく長期の経過観察も必要であり，明確な予測因子が得られない可能性がある。路上運転リハビリが有効であるとする報告があるが，我が国では「安全な運転に必要な認知，予測，判断又は操作のいずれかに係る能力を欠く」患者を公道で運転訓練することは法律に抵触する可能性があり，今後の体制の整備が必要であろう。

④ 自己認識に注目した研究

認知機能低下に対する自覚[29]，運転能力に対する自己認識[30]が重要で，自覚がある患者は疲労時は運転を避ける，連続運転距離を減らすなど代償的対策をとることが多いという報告がある[31]。しかし，障害の自己認識が低くても41.1％が運転を再開し重大事故は少ないという報告もある[14]。Goodenらの最近の報告[32]では，路上評価不合格群は合格群や対照群に比較して運転能力を過大評価しており自己認識が低く，自己認識の不一致はSDMT，TMT-B，路上評価結果との相関を示したと述べており，近年は自己認識の評価に注目した報告が多い。

> **KeyWord**
> *自己認識
> (self-awareness)
> ここでは障害や認知機能，さらには運転能力に関する自分自身の認識。

II. 運転再開評価の手順

我々の作成した指針は，患者・家族または公安委員会より医学的判断または診断書を求められたことを想定した手順であるが，以下❶〜❺に当院での具体的な対応・評価の流れ（図2）[4]を述べる。

実際は急性期・回復期病院では退院後すぐに運転を再開してよいか相談を受け，検査を実施している医療機関が多いだろう。当院では，まず受傷からの期間を確認し，3ヵ月以内であれば症状回復過程と判断し保留としていることが多い。

❶ 公安委員会の運転免許適性試験合格基準を満たし，免許取消し・停止となる病気がないことを確認

受傷後に両眼で0.7以上，片眼で0.3以上の視力が保持されているか，色彩（赤，青，黄の識別）・聴力（10mで90dbの音の認識）の低下がないかの確認は大前提である。問題となりやすい症状と当院での対応について表3に示

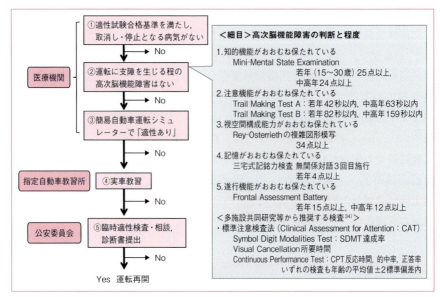

【図2】高次脳機能障害者の自動車運転再開の指針(Ver.2) 評価の流れ図
(蜂須賀研二:自動車運転再開の指針と判断基準案,高次脳機能障害者の自動車運転再開とリハビリテーション2(蜂須賀研二,編).金芳堂,京都,pp.106-107,2015より表2と図2を改変)

し,以下に解説を加える.

1)視野障害

　当院では同名半盲患者に運転再開は勧めていないが,頭位や眼球運動,注意機能での代償があれば,運転適性ありと判断できる可能性がある.最近のレビュー[33]で,半盲患者でも路上評価で適性があれば運転再開を許可している研究はあるが,その代償機能を測定する方法は確立していない.SiDSの注意配分検査は,動く対象物をハンドル操作で追従しながら,側方や中央に出現する刺激に反応することが要求され,二重課題でもあり,この代償機能の測定に活用できる可能性がある.

【表3】外傷性脳損傷患者で問題になりやすい症状と当院での対応

視野障害 （同名半盲，同名1/4盲）	・視力が0.7以上あれば法的には運転再開許可。 ・同名半盲患者の運転再開は原則不許可。 ・同名1/4盲患者はSiDS*の注意配分検査で視野欠損側の反応の遅延がないことを確認し，実車教習で合格であれば運転再開許可。
半側空間無視	・明らかに症状残存があれば運転再開不許可。 ・軽度もしくはほぼ回復した患者は，BIT**通常検査で満点が理想。実車教習は必須とし，合格であれば運転再開許可。
運動麻痺，感覚障害	・ハンドル操作の拙劣，ペダルの踏み外し，過度の視覚代償などをSiDSで確認。 ・上肢麻痺，感覚障害が重度—健側にステアリンググリップの使用。 ・右下肢麻痺，感覚障害が重度—左下肢でペダル操作が行えるように改造。
症候性てんかん	・最低2年間の無発作を確認。 ・発作を生じたことのない以下の患者は運転再開保留の期間延長を考慮。 　—皮質を含み大きな病変 　—手術を要した 　—予防的に抗てんかん薬を内服している ・運転再開時は十分な検査（MRIや脳波）を実施。発作や事故の可能性を説明。
脳外傷後うつ	・法的には「安全な運転に必要な能力を欠くこととなるおそれのある症状を呈していない」旨の診断を行った場合は運転再開許可。 ・内服薬などで抑うつ症状がある程度改善していれば通常の高次脳機能評価で判断。

*SiDS : Simple Driving Simulator（簡易自動車運転シミュレーター）
**BIT : Behavioural Inattention Test（行動性無視検査日本版）

2）半側空間無視（unilateral spatial neglect : USN）

USNが軽度もしくはほぼ回復した患者は判断に迷う。当院でも行動性無視検査日本版（Behavioural Inattention Test : BIT）通常検査でカットオフ以上であり院内評価を合格したが，左の安全間隔が足りずに路上教習で不合格になった2名を経験した。我々の多施設共同研究の中間報告でUSN患者は全例が運転適性なしであり[34]，武原は運転再開にはBIT通常検査でほぼ満点が必要であると述べている[35]。BITは課題施行に時間制限がないので，瞬時に判断を要する自動車運転時の無視をより鋭敏に検出できる検

査を開発する必要がある。

3) 運動麻痺，感覚障害

　法的には座位不能や四肢全廃患者以外は補助手段の使用で必要な操作能力があれば運転再開は可能である。公安委員会や教習所では，運動麻痺が運転に及ぼす影響は理解されやすいが，感覚障害の影響を適切に判断するのは困難であり，医学的な判断やシミュレーター評価が重要である。

4) 症候性てんかん

　最低2年間の無発作の確認は必須である。発作を生じたことのない患者に対する規定はなく，運転再開の時期の判断は難しい。諸外国では，てんかん発作を生じた患者であっても6ヵ月〜1年で運転再開が可能である[36]。これらを踏まえ当院では，発作の恐れが高いと判断した患者は6ヵ月〜1年間は運転再開を保留にしている。この対応を行っても発作を生じ運転中止に至った症例を経験しており，運転再開時は発作や事故の可能性も説明する必要がある。

5) 脳外傷後うつ

　頻度はまれではなく，内服薬などで抑うつ症状がある程度改善していれば，以下の手順に沿って評価を進めて問題ないだろう。

❷ 高次脳機能障害は軽度または回復し，日常生活や社会生活に明らかな支障を生じていないことを確認

　図2の細目を参考にするが，前述の運用基準[2]や法律を踏まえ，日常生活に支障がないことの目安として認知機能が健常者の範囲にあることを重視している。健常者の報告の±2SD（Mini-Mental State Examinationは-3SD）を目

安として設定した。海外の報告や我々の調査[37]，多施設共同研究の結果[34] からTMTは必須であることが確認でき，当院ではCATも実施しSDMT, Visual Cancellation, Continuous Performance Test（的中率・正答率も重視）なども年齢平均±2SDを目安とし利用している。

❸ SiDSを実施し「適性あり」の判定を確認

9つの測定項目結果と走行検査の逸脱・衝突・信号無視数により自動判定される。障害域が1個以上あれば「適性なし」と判定されるが，1～2個の場合は原則として再検査を行い，3個以上の場合は希望があれば認知訓練などを行い3～6ヵ月後に再検査を行う。当院ではSiDSを推奨しているが，他のシミュレーターにより能力を確認してもよいだろう。

❹ 可能であれば指定自動車教習所で教習を受け「安全運転可能」の判定を確認

受傷後すでに免許停止を受けている患者は，公道での教習はできないため，まずは免許の保有を確認する。全国で利用しやすいよう安全運転に関して「良好」「条件付きで安全運転可能」「再度運転練習が必要」「安全運転は困難」の4段階評価である「総合判定」の利用を推奨している[38]。免許所持の状況や地域によっては❺の対応が先でなければ実車教習ができない場合もあり，神経心理学的検査が境界域の患者，失語症のため机上評価の解釈が難しかった患者，麻痺などのため改造が必要な患者などは公安委員会の許可後に必ず実車教習を実施したほうがよい。

❺ **公安委員会の臨時適性検査・相談を受けることを勧め，許可を確認し運転再開**

　診断書提出の意思があり，診断書のみで問題がなければ臨時適性検査にかえることができるとされている．福岡県ではTBIであっても脳卒中用の診断書提出で受理されており，「…運転を控えるべきとはいえない」の箇所に○を付け提出すると，多くの患者は公安委員会では評価などはなく運転再開許可，免許の再交付を受けている．ただし，地域により診断書の内容や対応に違いがあるのが現状である．

おわりに

　TBI患者の自動車運転適性に関する評価は多岐にわたるが，注意機能や情報処理速度，視空間認知能力，視覚機能（有効視野など）の測定，受傷前の運転スタイル・事故経験，能力の自己認識の確認が重要である．また，運転再開にはシミュレーターや実車教習などを含む包括的運転評価が勧められるが，医療機関の役割は認知機能が健常者のレベルにあることの確認であり，視野障害，半側空間無視，症候性てんかんを考慮した対応も重要である．

> **KeyWord**
> *包括的運転評価（comprehensive driving assessment）
> 関連情報の収集（運転歴，視覚機能など），医療機関での神経心理学的検査・シミュレーター評価，実車運転評価から成る．

文　献

1) e-Gov法令検索，道路交通法施行令．http://law.e-gov.go.jp/htmldata/S35/S35SE270.html
2) 警察庁：一定の病気等に係る運転免許関係事務に関する運用上の留意事項について．https://www.npa.go.jp/pdc/notification/koutuu/menkyo/menkyo20160930-146.pdf
3) e-Gov法令検索，介護保険法．http://law.e-gov.go.jp/htmldata/H09/H09HO123.html
4) 蜂須賀研二：自動車運転再開の指針と判断基準案．高次脳機能障害者の自動車運転再開とリハビリテーション2（蜂須賀研二，

編).金芳堂,京都,pp.103-108, 2015

5) Tamietto M, Torrini G, Adenzato M, et al. : To drive or not to drive (after TBI)? A review of the literature and its implications for rehabilitation and future research. Neuro Rehabilitation, 21 : 81-92, 2006.
6) Ortoleva C, Brugger C, Van der Linden M, et al. : Prediction of driving capacity after traumatic brain injury : a systematic review. J Head Trauma Rehabil, 27 : 302-313, 2012.
7) Brouwer WH, Withaar FK, Tant ML, et al. : Attention and driving in traumatic brain injury : a question of coping with time-pressure. J Head Trauma Rehabil, 17 : 1-15, 2002.
8) Ross PE, Ponsford JL, Di Stefano M, et al. : Predictors of on-road driver performance following traumatic brain injury. Arch Phys Med Rehabil, 96 : 440-446, 2015.
9) 加藤徳明：高次脳機能障害者の自動車運転再開に関する研究報告：文献レビュー．高次脳機能障害者の自動車運転再開とリハビリテーション1（蜂須賀研二，編）．金芳堂，京都，p.80, 2014.
10) Novack TA, Baños JH, Alderson AL, et al. : UFOV performance and driving ability following traumatic brain inj. Brain inj, 20 : 455-461, 2006.
11) Radford KA, Lincoln NB, Murray-Leslie C : Validation of the stroke drivers screening assessment for people with traumatic brain inj. Brain inj, 18 : 775-786, 2004.
12) Korteling JE, Kaptein NA : Neuropsychological driving fitness tests for brain-damaged subjects. Arch Phys Med Rehabil, 77 : 138-146, 1996.
13) Rapport LJ, Bryer RC, Hanks RA : Driving and community integration after traumatic brain injury. Arch Phys Med Rehabil, 89 : 922-930, 2008.
14) Coleman RD, Rapport LJ, Ergh TC, et al. : Predictors of driving outcome after traumatic brain injury. Arch Phys Med Rehabil, 83 : 1415-1422, 2002.
15) Meyers JE, Volbrecht M, Kaster-Bundgaard J : Driving is more than pedal pushing. Appl Neuropsychol, 6 : 154-164, 1999.
16) Cullen N, Krakowski A, Taggart C : Early neuropsychological tests as correlates of return to driving after traumatic brain

injury. Brain inj, 28 : 38-43, 2014.
17) Pietrapiana P, Tamietto M, Torrini G, et al. : Role of premorbid factors in predicting safe return to driving after severe TBI. Brain inj, 19 : 197-211, 2005.
18) Labbe DR, Vance DE, Wadley V, et al. : Predictors of driving avoidance and exposure following traumatic brain injury. J Head Trauma Rehabil, 29 : 185-192, 2014.
19) Hawley CA : Return to driving after head injury. J Neurol Neurosurg Psychiatry, 70 : 761-766, 2001.
20) Novack TA, Labbe D, Grote M, et al. : Return to driving within 5 years of moderate-severe traumatic brain injury. Brain inj, 24 : 464-471, 2010.
21) Leon-Carrion J, Dominguez-Morales MR, Martin JM : Driving with cognitive deficits : neurorehabilitation and legal measures are needed for driving again after severe traumatic brain injury. Brain inj, 19 : 213-219, 2005.
22) Formisano R, Bivona U, Brunelli S, et al. : A preliminary investigation of road traffic accident rate after severe brain injury. Brain inj, 19 : 159-163, 2005.
23) Bivona U, D'Ippolito M, Giustini M, et al. : Return to driving after severe traumatic brain injury : increased risk of traffic accidents and personal responsibility. J Head Trauma Rehabil, 27 : 210-215, 2012.
24) Neyens DM, Boyle LN : Crash risk factors related to individuals sustaining and drivers following traumatic brain injuries. Accid Anal Prev, 49 : 266-273, 2012.
25) Schanke AK, Rike PO, Mølmen A, et al. : Driving behaviour after brain injury : a follow-up of accident rate and driving patterns 6-9 years post-injury. J Rehabil Med, 40 : 733-736, 2008.
26) Lundqvist A, Alinder J, Rönnberg J : Factors influencing driving 10 years after brain injury. Brain inj, 22 : 295-304, 2008.
27) Schneider JJ, Gouvier WD : Utility of the UFOV test with mild traumatic brain injury. Appl Neuropsychol, 12 : 138-142, 2005.
28) Ross P, Ponsford JL, Di Stefano M, et al. : On the road again after traumatic brain injury : driver safety and behaviour following on-road assessment and rehabilitation. Disabil Rehabil,

38 : 994-1005, 2016.
29) Schanke AK, Sundet K : Comprehensive driving assessment : neuropsychological testing and on-road evaluation of brain injured patients. Scand J Psychol, 41 : 113-121, 2000.
30) Lundqvist A, Alinder J : Driving after brain injury : self-awareness and coping at the tactical level of control. Brain inj, 21 : 1109-1117, 2007.
31) Bottari C, Lamothe MP, Gosselin N, et al. : Driving difficulties and adaptive strategies : the perception of individuals having sustained a mild traumatic brain injury. Rehabil Res Pract, 2012 : 837301, 2012.
32) Gooden JR, Ponsford JL, Charlton JL, et al. : Self-Awareness and Self-Ratings of On-Road Driving Performance After Traumatic Brain Injury. J Head Trauma Rehabil, 32 : E50-E59, 2017.
33) Bowers AR : Driving with homonymous visual field loss : a review of the literature. Clin Exp Optom, 99 : 402-418, 2016.
34) 加藤徳明, 佐伯 覚 : 自動車運転再開に関する多施設共同研究中間報告. 高次脳機能障害者の自動車運転再開とリハビリテーション3 (蜂須賀研二, 佐伯 覚, 編). 金芳堂, 京都, 2016
35) 武原 格 : 脳卒中患者の自動車運転再開. Modern Physician, 34 : 844-846, 2014.
36) 西田拓司 : てんかんと自動車運転に対する諸外国の現状. MB Medical Rehabilitation, 184 : 41-45, 2015.
37) 加藤徳明, 岡崎哲也, 蜂須賀研二 : 脳障害者の自動車運転実車評価成績と院内検査の関連性. Jpn J Rehabil Med, 52 (Suppl) : S206, 2015.
38) 吉野 修, 加藤徳明 : 机上課題と実車評価. 高次脳機能障害者の自動車運転再開とリハビリテーション2 (蜂須賀研二, 編). 金芳堂, 京都, pp.93-96, 2015.

第Ⅴ章
終章

- 頭部外傷後の高次脳機能障害に対する対応と施策

第V章 終章

頭部外傷後の高次脳機能障害に対する対応と施策

国立障害者リハビリテーションセンター　中島　八十一

ワンポイント・アドバイス　One-point Advice

　高次脳機能障害およびその関連障害に対する支援普及事業は障害者の日常生活及び社会生活を総合的に支援するための法律（以下，障害者総合支援法）78条に基づく地域生活支援事業であり，都道府県にとって必須の事業となっている。その活動の中心になるのは各都道府県に設置された地方支援拠点であり，現在全国103ヵ所に設置され，年間の相談者延べ人数は10万人を超える。高次脳機能障害者は精神障害者保健福祉手帳の認定を受けることで障害者総合支援法の対象となり支援サービスの利用が可能になり，別途障害年金の認定も受けることができる。約10年の取り組みを通じて，一般就労可能なレベルの高次脳機能障害者への対応は充実したが，地域ごとに利用できるサービスに濃淡があり，特に自治体内での均てん化は強く意識される。また今後取り組むべき支援課題としては社会的行動障害の強い事例への対応，小児例の就学，自動車運転の問題などが取り組むべき対象として挙げられる。

はじめに

　頭部外傷はそれのみで生じることもあれば，多発外傷のひとつとして生じることも多く，その場合には神経系に限らず多くの臓器に損傷をみることも珍しくない。頭部だけに限っても脳の損傷以外に眼や耳の感覚器障害を伴うことも普通に観察される。脳に限っても高次脳機能障害以外に

運動麻痺や感覚障害を伴うことは容易に想像できる。そういった諸症状の中から特に高次脳機能障害に注目する必要があるのは，制限因子として日常生活や社会生活に大きな支障をもたらすにも拘らず見逃されやすいことによる。さらには高次脳機能障害に向けた適切な支援により日常生活や社会生活が格段に容易になる症例が多いことから，社会として取り組む意義はとても大きいといえる。本書を終えるに当たり社会保障制度の中での高次脳機能障害の取り扱いおよび展望について述べる。

I. 障害者手帳と高次脳機能障害

> **KeyWord**
> *精神障害者保健福祉手帳
> 高次脳機能障害を対象とする障害者手帳。

社会保障制度の中で，高次脳機能障害は精神障害者保健福祉手帳の対象である。この手帳の取得により障害者の日常生活及び社会生活を総合的に支援するための法律（以下，障害者総合支援法）に規定されるいろいろな福祉サービスの利用が可能になる。一方，精神障害に共通なこととして医師の診断書だけで手帳の所持がなくても利用可能である（平成18年3月22日厚生労働省通知）。

> **KeyWord**
> *高次脳機能障害診断基準
> 障害者認定，診療報酬のための診断基準。

この手帳申請のためには高次脳機能障害診断基準（表1）[1,2]が用いられる。診断書は主治医であれば精神科以外の医師でも書くことができるので，脳神経外科医，神経内科医，リハビリテーション科医などが書いていることが多いのが実情である。

別途，高次脳機能障害を主たる症状として障害者年金申請用診断書を作成する際には，手帳同様に精神科医に限定しないことが明文化された（平成21年10月22日社会保険庁通知）。一方，頭部外傷による高次脳機能障害に特異なこととして原因疾患が交通事故や労働災害だった場合，それぞれ自動車損害賠償責任保険や労災保険の申請には障害

【表1】高次脳機能障害診断基準

　「高次脳機能障害」という用語は，学術用語としては，脳損傷に起因する認知障害全般を指し，この中にはいわゆる巣症状としての失語・失行・失認のほか記憶障害，注意障害，遂行機能障害，社会的行動障害などが含まれる．
　一方，平成13年度に開始された高次脳機能障害支援モデル事業において集積された脳損傷者のデータを慎重に分析した結果，記憶障害，注意障害，遂行機能障害，社会的行動障害などの認知障害を主たる要因として，日常生活及び社会生活への適応に困難を有する一群が存在し，これらについては診断，リハビリテーション，生活支援等の手法が確立しておらず早急な検討が必要なことが明らかとなった．そこでこれらの者への支援対策を推進する観点から，行政的に，この一群が示す認知障害を「高次脳機能障害」と呼び，この障害を有する者を「高次脳機能障害者」と呼ぶことが適当である．その診断基準を以下に定めた．

診断基準

Ⅰ．主要症状等
1. 脳の器質的病変の原因となる事故による受傷や疾病の発症の事実が確認されている．
2. 現在，日常生活または社会生活に制約があり，その主たる原因が記憶障害，注意障害，遂行機能障害，社会的行動障害などの認知障害である．

Ⅱ．検査所見
　MRI，CT，脳波などにより認知障害の原因と考えられる脳の器質的病変の存在が確認されているか，あるいは診断書により脳の器質的病変が存在したと確認できる．

Ⅲ．除外項目
1. 脳の器質的病変に基づく認知障害のうち，身体障害として認定可能である症状を有するが上記主要症状（Ⅰ-2）を欠く者は除外する．
2. 診断にあたり，受傷または発症以前から有する症状と検査所見は除外する．
3. 先天性疾患，周産期における脳損傷，発達障害，進行性疾患を原因とする者は除外する．

Ⅳ．診断
1. Ⅰ～Ⅲをすべて満たした場合に高次脳機能障害と診断する．
2. 高次脳機能障害の診断は脳の器質的病変の原因となった外傷や疾病の急性期症状を脱した後において行う．
3. 神経心理学的検査の所見を参考にすることができる．

　なお，診断基準のⅠとⅢを満たす一方で，Ⅱの検査所見で脳の器質的病変の存在を明らかにできない症例については，慎重な評価により高次脳機能障害者として診断されることがあり得る．
　また，この診断基準については，今後の医学・医療の発展を踏まえ，適時，見直しを行うことが適当である．

（厚生労働省社会・援護局障害保健福祉部，国立障害者リハビリテーションセンター：高次脳機能障害者支援の手引き（改訂第2版）．2008/中島八十一：高次脳機能障害の現状と診断基準．高次脳機能障害ハンドブック─診断・評価から自立支援まで─（中島八十一，寺島　彰，編）．医学書院，東京，pp.1-20，2006より作成）

者手帳用診断基準とは異なる診断基準があることは知っておく必要がある。

　身体機能障害をもつ高次脳機能障害者は身体障害者手帳と精神障害者保健福祉手帳の双方を所持することができるが，それぞれの等級を併合して等級を引き上げることはできない。一方，このような症例で障害年金を精神障害分野と身体障害分野の双方で申請した場合，いずれも2級以上であれば併合認定により1級になる。そればかりでなく双方に申請手続きをすることは意味のないことではないので本章の末尾にそれを記す。

　高次脳機能障害者が精神障害者保健福祉手帳を所持することにより社会的に烙印を押されることがデメリットとして問われた時代があるが，今日にあって就労支援に代表されるように社会参加を見据えたサービスの充実が図られるようになって，手帳所持を疑問視する声は聞かれなくなりつつある。しかしながら，大都市のようにはサービスが十分に利用できない地方ではどうであろうか。

II. 画像陰性例

　高次脳機能障害についての理解が進むに連れ，閉鎖性頭部外傷で意識障害が軽度であったり，画像陰性であったりする症例について軽度外傷性脳損傷（mild traumatic brain injury：MTBI）という用語を用いて議論がなされることがある。この用語についてはWHOの協力センター（WHOではない）が作成した「軽度」の基準[3]が知られるが，これは統計上の取り扱いを目的として頭部外傷急性期の分類方法を説明した基準であって，そのような後遺症や疾病概念があるということではない。その一方で，高次脳機能障害をもつが画像診断では所見が得られない症例，いわゆる

画像陰性例があり，MTBIとの混同は避けねばならない。

外傷性脳損傷（traumatic brain injury：TBI）のMRI画像はT1，T2強調画像でみる限り，経年的に所見が得られにくくなることは周知の事実である。2010年度に支援拠点機関で調査した高次脳機能障害をもつ画像陰性例の実態調査では，約半数が受傷から3年以上経過した後に認定を目的としてMRI検査を実施していた[4]。このような症例についてMTBIだったから画像陰性であると論理立てることは早計である。元来，軽度の頭部打撲の直後に画像陰性だった症例の大多数は脳にキズのない正常例であり，画像が陰性だから直ちにびまん性軸索損傷であるとすることは全くできない。

そもそもMTBIという用語は異なった研究者間の結果を比較することや予後について確かな合意を得るための，受傷時の昏睡期間やGlasgow coma scale（GCS）のスコアなどをパラメーターとした操作上の定義であって[3]，そのような疾病があるわけでは断じてない。受傷時の意識障害が軽微でMTBIに分類される症例でも実際に画像診断で脳挫傷が認められることはあり，後遺症を遺すこともある。また，受傷時の重症度が軽微であるにも拘らず，高次脳機能障害を遺し，画像陰性という症例もあり得る。後者を高次脳機能障害として認定することには，慎重な検討を経た上であることを前提に可能であると高次脳機能障害診断基準の補足に明記されている。ただし，精神障害者保健福祉手帳の申請診断書には国際疾病分類（ICD）カテゴリーを記入する項目があり，高次脳機能障害については，F04，F06，F07に該当する症状を示す症例が認定の対象となっていて，例えば記憶障害が主体となる病態を呈する症例はF04に分類され，記憶障害が主体でない病態を呈する症例はF06に分類されることで認定対象となる。一方，外傷時

に生じた全生活史健忘に代表される機能性健忘はF40に該当し，認定対象から除外される。心的外傷後ストレス障害（post traumatic stress disorder：PTSD）はF43に該当し，これも除外される。すなわち頭部外傷を契機にした症状であっても外傷神経症などICDカテゴリーF04，F06，F07から外れる病態をもつ症例は認定対象外である。この点での診断技術として強調されるのは，診察および神経心理学的検査を1回きりで終了せずにきちんと経過を追うことの大切さである。記憶障害や注意障害などの基盤的能力は受傷後1年以内に急速に回復し，それを過ぎれば回復しても程度は緩やかになるという心理学的知見は多く，定説となっている。その一方でスコアが経過中に激しく上下を繰り返したり，特定の項目をテーマにすると告げて検査した時のみ著しい低下を示すようであれば何らかのバイアスが掛かっているとみるのは普通である。

Ⅲ．支援拠点機関の機能

▶ KeyWord
＊高次脳機能障害地方支援拠点
都道府県に設置された公的な相談支援機関。

　高次脳機能障害者が相談に訪れる支援拠点機関は2016年4月1日時点で全都道府県に合計103ヵ所設置され，支援コーディネーターは372名配置されている（高次脳機能障害情報・支援センターホームページで閲覧可能）。2016年度に全地域支援拠点で相談を受けた数は100,214人（延べ人数）であり，年々増加している。支援拠点機関では，障害者手帳の取得がまだであればその相談から始まり，就労・就学を希望すればそこに至るまでの長い経過のすべてにわたる地域の社会資源活用を障害者およびその家族に向けて示す仕組みをもっている。また行政機関またはそれに準じる機関として，多職種からなる地域連携委員会を運用することで，地域での事業運営方針作成や問題解決などに

当たる機能をもつ．研修事業や講演会を始め，他の活動状況をみても支援拠点機関全体の活動は一層活発になっている．しかしながら医療現場にあってなお医療従事者がその存在を知らない場合もあるのが現実である．

Ⅳ．専門職種の養成

　高次脳機能障害者に対応する医療・福祉の現場でどのような専門職種があるのかといえば，すべての職種が相当するといえる．医療で実施される認知リハビリテーションの原理が，回復メカニズムに基づく認知機能訓練，残存能力を用いる認知機能訓練，環境整備からなることを思えば当然である．前述のように高次脳機能障害をもつ者の多くが身体機能障害を合併していることから高次脳機能障害者が運動麻痺の回復訓練を併せて受けることは普通のことであり，認知症があると「リハには乗せられない」という時代が過去のものになったことと呼応する．

　現場で高次脳機能障害に特化した職種が求められている訳ではなく，求められているのはあらゆる職種における高次脳機能障害への理解である．医療専門職の資格試験では高次脳機能障害は看護師，言語聴覚士，作業療法士，精神保健福祉士の国家試験で出題されていることから，学生のうちにこの用語を知ることになる．一方，医師国家試験に高次脳機能障害に相当する出題は若干あるものの，高次脳機能障害という用語が用いられたことはない．そもそも高次脳機能障害の用語をみる精神科の教科書はわずかで，一般的には前頭葉症状や外傷後精神障害の中に埋没している．

　さらには福祉職・介護職への浸透を図ることも重要である[5]．単純に考えて高次脳機能障害者と接する年数は医療

職に比べて福祉職の方が圧倒的に長い。それだけではなく福祉分野での自立支援が図られなければ医療だけでは目標達成はおぼつかない。生活の制限因子としての高次脳機能障害について知識の普及と，対応が考えられることは必須の事柄であり，これは福祉職種にある者が主導的に取り扱う事項である。特に福祉専門職養成機関への高次脳機能障害の理解に向けた啓発は重要である。

V．小児期の高次脳機能障害

小児期の高次脳機能障害について病態，生活実態などに関する研究は進み，医学的属性と日常生活での困難についてはデータの蓄積が進んでいる[6]。一方で家族会がこの問題に関する取り組みを拡げていることから，このような小児の居る家庭が相談する相手も居ず孤立するといった事例は減りつつあると思われる。そこで残る最大の懸案が就学の問題であることはいうまでもない。

高次脳機能障害をもつ小児は特別支援学校の教育領域の中で病弱者に分類される。各地で開催される研修会で学校教員の個人的な参加が増えていることは，発達障害者支援法の対象疾病に含まれるという通知がなされたことに遡る（平成17年4月1日，文部科学事務次官，厚生労働事務次官通知）。我が国における教育の中で高次脳機能障害児が成長するに連れて健常児との差を詰めていくのか，逆に離されていくのかといった基本的事項についての大規模調査に基づくデータは現時点では持ち合わせないものの，一旦学校現場で高次脳機能障害児の取り扱いが課題化されれば急速に研究が進むものと期待する。

医療・福祉分野で小児の問題に携わる専門職にあっては療育の充実が直接的に重要な課題になろう。いうまでもな

く，古くから療育の充実をみている自治体ではすでに高次脳機能障害児も対象に組み入れられているが，全国的な活動と呼ぶにはほど遠い．それぞれの自治体で民生担当部局，保健衛生担当部局，教育担当部局が連携することが必要であるが，そのための仕組み作りはこれからである．

　高次脳機能障害児は発達障害者支援法の対象であるが，取り扱い実務に関しては発達障害支援センターではなく高次脳機能障害支援拠点機関で取り扱うことになっている．高次脳機能障害児の障害者手帳の取得については療育手帳の対象は当然のこととして，高次脳機能障害を理由に精神障害者保健福祉手帳を取得する小児，青年が増え，同手帳所持の低年齢化も最近の傾向である．

VI. 今後の課題と取り組み

　高次脳機能障害に向けた医療および福祉面での充実が図られるに連れて，対応困難な事例がクローズアップされている．その中心にあるのは社会的行動障害の強い症例であり，現場の人間からすればそれは最初からそうであったと言い得るものに違いないが，他の面での対応が何もない時代に対応困難な課題から取り組みを始められるはずもない．高次脳機能障害者支援事業は支援があれば就労可能なレベルの人たちにすら就労機会がないことの解消から始まり，福祉や労働に関する機関の助力によりこの問題は制度的にほぼ整備されたといってよい．その結果いよいよ強い社会的行動障害により社会生活は無論，日常生活に困難を来し，職場にも家庭にも居場所をなくしてしまった事例に焦点が当たるようになった．これは厚生労働省社会保障審議会で社会福祉法人の代表が訴えた事案でもある（平成27年10月20日第73回社会保障審議会障害者部会）．

> **KeyWord**
> ＊社会的行動障害
> 脳損傷に起因する問題のある行動すべて．

社会的行動障害の成り立ちをここで述べることはしないが，他人に迷惑を与えることが多いという観点からすれば精神症状でいうところの陽性症状が主たる問題点になる。陰性症状が大事であることは誰もが知っていることではあるが，他人の気持ちを忖度することができないことをここで問題にする訳ではない。別の言い方で精神科での入院も含めた重点的な治療が必要であったり，触法行為を生じるような症例ということでイメージすることができようか。これらの症例を共通して評価するために，現在厚生労働科学研究で「強い社会的行動障害」の操作的定義と評価方法の取り決めが進められている。またこのような症例への適切な対応のためには後遺症としての高次脳機能障害ではなく，常時医療的対応が必要な高次脳機能障害を意識する必要があり，医療の関与には何らかの指針が作成されることが望ましい。

　これらの社会的行動障害と並列するのが触法行為の問題であり，暴力，万引き，性的逸脱行為などが代表的である。病識欠如のために，借金その他の重要書類に考えもなしに捺印，署名してしまうことも含まれる。高次脳機能障害者にしばしば合併するてんかん発作が自動車運転中に生じ，事故を引き起こすこともある。議論は二つの視点から成り，ひとつはこれを予防するということで，もうひとつはどこまでが本人に責任のあることなのか判断することであり，医療・福祉関係者が携わることができるのは専ら前者である。地域ごとに事例の収集と対応を持ち寄って経験を集積していく地道な努力が必要であり，自治体間連携のよいテーマでもある。

　自動車運転については関心の高まりから近年急速に知見の集積がなされている。数年程度の近未来の見通しを述べれば，高次脳機能障害者の運転可否の決定はマニュアル化

され広く社会全体の理解が得られる状況になると考えられるものの，高次脳機能障害者が運転できるようになるための訓練法が開発されるのはずっと先のことであろう．高次脳機能障害者の運転を人工知能を積載した車両の高度自動運転に求めることは考えとして成り立つが，直近の現実的目標にはならない．

　最後に高次脳機能障害者として支援が必要な対象者の拡大について述べる．ひとつには身体機能障害が顕著な症例に伴う高次脳機能障害への関心を高めることである．高次脳機能障害をもつ群ではおよそ6割が明らかな身体機能障害を伴っているとされる．障害者手帳の取得はその面だけで足りてしまうものの，身体機能障害の機能レベルでの改善だけでリハビリテーションが終了すると実生活では高次脳機能障害が大きな制限因子として残ってしまう．こうした症例に向けた医療・福祉両面での支援が重要である．

　例えば外傷性脊髄損傷の症例に重度のTBIを伴う比率が6％，中等度のTBIを10％伴うとする報告がある[7]．軽度の症例まで含めると両者が合併する比率は60％に達するという．また小児期の脳腫瘍患者では小児慢性特定疾患として医療的対応を十分に受けているにも拘らず，高次脳機能障害をもつかどうか家族に意識されることは十分でなく，それゆえに制限因子の解消に思いが至らないことが多い．このように社会参加を念頭においた際に制限因子としての高次脳機能障害を明確にするために精神障害者保健福祉手帳を併せて所持することの意義を啓発する必要がある．

文　献

1) 厚生労働省社会・援護局障害保健福祉部，国立障害者リハビリテーションセンター：高次脳機能障害者支援の手引き（改訂第2版）．2008. http://www.rehab.go.jp/brain_fukyu/data/
2) 中島八十一：高次脳機能障害の現状と診断基準．高次脳機能障害ハンドブック―診断・評価から自立支援まで―（中島八十一，寺島　彰，編）．医学書院，東京，pp.1-20，2006.
3) Carroll LJ, Cassidy JD, Holm L, et al.：Methodological issues and research recommendations for mild traumatic brain injury：the WHO Collaborating Centre Task Force on Mild Traumatic Brain Injury. J Rehabil Med, 43（Suppl）：113-125, 2004.
4) 中島八十一：厚生労働省科学研究費補助金障害者対策総合研究事業「高次脳機能障害者の地域生活支援の推進に関する研究」平成23年度総括・分担研究報告書．2012.
5) 中島八十一，今橋久美子：福祉職・介護職のためのわかりやすい高次脳機能障害―原因・症状から生活支援まで．中央法規，東京，2016.
6) 野村忠雄：平成26～28年度自賠責運用益拠出事業　学童期・青年期にある高次脳機能障害者に対する総合的な支援に関する研究班報告書．2017.
7) Macciocchi S, Seel RT, Thompson N, et al.：Spinal cord injury and co-occurring traumatic brain injury：assessment and incidence. Arch Phys Med Rehabil, 89：1350-1357, 2008.

索引

■英文索引

A
Abbreviated Injury Scale (AIS) ……… 17
Andelic ……………………………………… 26

B
Bennet Omalu ……………………………… 97
βアミロイド ………………………………… 5

C
California Verbal Learning Test (CVLT) ……………………………… 135
chronic traumatic encephalopathy (CTE) ………………………………… 97
cold cognition ……………………………… 9
Corsellis …………………………………… 98

D
dementia pugilistica ………………… 4, 96
DSM …………………………………… 172, 178

E
Evans比 …………………………………… 57

F
frontal convexity syndrome …………… 49

G
Galveston Orientation and Amnesia Test (GOAT) ………………………… 131
Gennarelli分類 …………………………… 45
Glasgow Coma Scale (GCS) …………… 19

H
higher brain dysfunction (HBD) …… 15
hot cognition ……………………………… 9

J
JART（知的機能の簡易評価）………… 159

L
long-term disability（長期障害）……… 26

M
Martland …………………………………… 96
Moss Attention Rating Scale (MARS) …………………………………… 121
MTBI …………………… 60, 61, 63, 64, 65, 66
MTBIの定義 …………………………… 60, 61

N
Nguyen ……………………………………… 26

O
Orbitofrontal syndrome ………………… 50

P
Papezの回路 ………………………… 132, 135
Phineas Gage ……………………………… 9
punch-drunk syndrome ………………… 4

R
Rey Auditory Verbal Learning Test (RAVLT) ……………………………… 135

S
salt and pepper ……………………… 43, 45
self-awareness …………………………… 59
shaking baby ……………………………… 34

T
TBIの年間発症数 ………………………… 15
TDP-43 ……………………………………… 88

TDP-43陽性封入体 ················· 99
Teuberの二重乖離の法則 ········ 151
traumatic brain injury (TBI) ······ 15

W

WAIS-Ⅲ成人知能検査 ············ 136
WHO特別研究班 ················ 60, 61
WHO特別研究班報告 ·············· 65

■ 和文索引

あ

亜脳振盪 ······························ 55, 57
アパシー ············ 147, 167, 168, 172, 173, 174, 176, 178
アルツハイマー病 ····················· 88

い

怒り発作 (anger burst) ················ 10
意識障害 ························ 54, 55, 56
意識の低下・変容 ····················· 60
易怒 ···································· 55
易怒性 ································· 56
意味記憶 ····························· 139
意味記憶障害 ························ 140

う

ウィスコンシンカード分類検査 (WCST) ··························· 150
ウエクスラー記憶検査 (WMS-R) ···· 132
ウェクスラー成人知能検査 (WAIS) ··························· 151
ウェルニッケ脳症 ····················· 23

え

エピソード記憶 ····················· 139

お

音韻性ループ ························ 136

か

外傷後健忘 (PTA) ······· 56, 60, 61, 130
外傷後植物状態 ··················· 55, 57
外傷性くも膜下出血 ········ 45, 47, 84
外傷性軸索損傷 ······················· 87
外傷性脳室内出血 ····················· 47
外傷性脳症症候群 (TES) ············ 103
外傷性脳損傷 (TBI) ··············· 15, 80
外傷性脳損傷後の精神障害 (PDF-TBI) ································· 6
外傷性脳内血腫 ··················· 45, 46
改善傾向 ··························· 59, 60
概念の転換障害 ····················· 150
概念の流暢性課題 ···················· 152
海馬 ·································· 132
可逆性 ································· 64
可逆性軸索損傷 ······················· 58
カテゴリーの流暢性 ················ 151
眼窩部 (OFC) ······················ 146
管状視野 ······························ 62

き

記憶障害 ···················· 22, 129, 239
聞き取り ····························· 191
器質的後遺症 ························· 64
器質的損傷 ······················· 54, 59
器質的脳損傷 ············· 54, 62, 64, 65
器質的脳損傷者 ······················· 63
偽神経症状 ······················ 62, 63

気づき（アウェアネス）……………… 157
基底核…………………………………… 55
虐待……………………………………… 33
虐待者と受傷機転……………………… 40
虐待に至る要因………………………… 41
虐待による頭部外傷………………… 35, 39
虐待防止法……………………………… 38
逆向性健忘………………………… 131, 138
ギャンブル課題（gambling task）…… 161
嗅覚・味覚障害………………………… 62
急性硬膜外血腫………………………… 45
急性硬膜下血腫………………………… 45
局在性脳損傷………………… 55, 57, 58, 59
近時記憶……………………………… 132
近時記憶障害………………………… 132

く

くも膜…………………………………… 44
くも膜下出血…………………………… 23
クリューバー・ビューシー症候群
……………………………………… 174, 175

け

経過良好群……………………………… 60
経時的改善傾向………………………… 62
軽症外傷性脳損傷／軽度外傷性脳損傷／
　軽度脳外傷（MTBI）… 58, 59, 131, 240
痙性片麻痺………………………… 55, 56
痙性四肢麻痺…………………………… 55
軽度頭部外傷……………………… 209, 210
軽度脳振盪………………… 55, 57, 58, 59
結晶性知能（crystallized intelligence）
……………………………………… 155
健康高齢者脳…………………………… 55
健忘……………………………………… 60

こ

高次脳機能障害 ……… 54, 55, 56, 58, 59,
　60, 61, 62, 63, 65, 66, 209, 237
高次脳機能障害支援モデル事業……… 22
高次脳機能障害診断基準…………… 238
交通事故………………………………… 29
交通事故による頭部外傷受傷者数… 31
交通事故による頭部外傷例………… 34
交通事故の内訳………………………… 32
行動観察……………………………… 185
硬膜……………………………………… 44
硬膜外血腫………………………… 44, 82
硬膜下血腫………………………… 44, 82
国際疾病分類（ICD）……………… 241
語頭音による流暢性………………… 151
孤立性逆向性健忘…………………… 139
昏睡………………………………… 55, 58

さ

錯乱………………………………… 55, 56
錯乱状態（confusional state）……… 130
三項随伴性…………………………… 185

し

支援拠点機関………………………… 242
自覚症状………………………………… 60
視覚性記憶障害……………………… 136
自覚的認知障害………………………… 65
時間的勾配…………………………… 139
視空間性スケッチパッド…………… 136
視空間認知能力……………………… 219
軸索損傷…………………………… 58, 64
軸索変性……………………………… 58
自己申告…………………………… 59, 63

自己申告症状 …………………………… 63
自己申告認知症状 ……………………… 65
自己洞察性 ………………… 59, 60, 62, 65
自己認識 ……………………………… 225, 230
持続性注意障害 ………………………… 116
疾患特異性 …………………………… 64, 65
質問紙 …………………………………… 186
自伝的記憶 ……………………………… 139
自動車運転の問題 ……………………… 237
自動車運転 ……………………………… 246
社会行動障害 …………………………… 55
社会生活適応 …………………………… 62
社会的行動障害 ……………… 22, 239, 245
社会的出来事 …………………………… 139
社会的認知 ………………… 161, 167, 168, 178
社会復帰への適応 ……………………… 55
重症外傷性脳損傷後の遅発性精神病
　（late-onset psychosis following severe
　TBI） ………………………………………… 6
従属システム …………………………… 154
収束的思考（convergent thinking）…… 155
受検意欲 …………………………… 62, 64
受検意欲低下 …………………………… 64
受傷当日 ……………………… 55, 56, 57
受傷当日画像 …………………………… 57
受傷当日の脳画像 ……………………… 57
症候性てんかん …………………… 227, 228
症状妥当性 ……………………………… 64
情動 ………………… 167, 169, 173, 178
情動障害 ………………………………… 55
小児頭部外傷の受傷原因 ……………… 39
小児の頭部外傷 ………………………… 38
小脳失調 ………………………………… 55

情報処理速度 ……………… 219, 221, 230
自律神経失調体質 ………………… 62, 63
心因性高次脳機能障害 ………………… 66
人格変化 ………………………………… 55
神経原線維 ……………………………… 5
神経原線維変化 ………………………… 98
神経心理学的検査 ……………………… 187
神経心理学的検査における結果の解釈
　………………………………………… 190
神経心理学的検査の再評価 …………… 190
神経心理検査 ………………… 59, 62, 64
神経心理障害 …………………………… 55
神経認知症状 …………………………… 54
人口動態統計月報年計 ………………… 16
診断基準 ………………………………… 22
心的外傷後ストレス症候群/心的外傷後
　ストレス障害（PTSD）…… 65, 209, 210
深部くも膜下出血 …………………… 55, 56
心理症状 ………………………………… 195
心理的要因 ………………… 63, 64, 65, 66
心理的要因による高次脳機能障害 …… 66

す

遂行機能 ……………………… 134, 146, 155
遂行機能障害 ………………… 22, 147, 239
遂行機能障害症候群の行動評価（BADS）
　………………………………………… 151
数唱 ……………………………………… 136
頭蓋骨骨折 ……………………………… 83
図形の流暢性課題 ……………………… 152
ステレオタイプ ………………………… 150
スポーツ頭部外傷 ……………………… 35
スポーツによる頭部外傷 ……………… 36

せ

精神障害者保健福祉手帳 ……………… 237
セカンドインパクト症候群 ……………… 35
占拠性病変 ………………………………… 19
前向性健忘 ……………………………… 132
選択性注意障害 ………………………… 116
剪断力 (shearing injury) ………… 29, 33
前頭前野 (PFC) ………………………… 145
前頭葉 ……………………………… 22, 56, 64
前頭葉内側部 …………………………… 22
前頭葉眼窩部 …………………………… 22
前頭葉機能 ……………………………… 58
前頭葉性記憶障害 ……………………… 164
前頭葉背内側領域 ……………………… 161
前頭葉背外側部 ………………………… 22
前頭葉損傷 ……………………………… 58
全般性注意障害 ………………………… 115

そ

創造性 (creativity) …………………… 152
側頭極 …………………………………… 7
側頭葉 …………………………………… 22
組織断裂出血 ……………………… 55, 56

た

第3脳室幅 ……………………………… 56
第3脳室横幅 …………………………… 57
対連合学習 ……………………………… 134
タウPETイメージング/タウイメージングPET ……………………………… 5, 107
タウオパチー …………………………… 98
タウ蛋白 …………………………… 5, 88, 98
多彩な愁訴 ……………………………… 60
タッピングスパン ……………………… 136

脱抑制 …………………………………… 147

ち

注意障害 (attentional disorders)
 …………………………… 22, 113, 239
注意の持続 (sustained attention) …… 153
注意の集中 (focused attention) …… 153
注意の選択 (selective attention) …… 153
注意の転換 (shift of attention) …… 154
注意の分配 (divided attention) …… 153
注意プロセス訓練 ……………………… 126
中央実行系 ……………………………… 154
直撃損傷 ………………………………… 47

つ

通過症候群 ……………………………… 51

て

定義 ……………………………………… 15
低酸素脳症 ……………………………… 23
てんかん ………………………………… 228
転換性注意障害 ………………………… 117
転倒・転落 ……………………………… 29
展望記憶 (prospective memory)
 …………………………………… 137, 156
展望記憶の障害 …………………… 137, 138
転落による頭部外傷 …………………… 35

と

動機づけ ………………………………… 146
動機づけ面接法 ………………………… 196
頭部外傷 ………………… 15, 61, 79, 129, 209
頭部外傷後注意障害 …………………… 119
頭部外傷の原因 ………………………… 29
頭部外傷の発症率 ……………………… 23
動脈瘤破裂 ……………………………… 23

同名半盲	226, 227
ドクターショッピング	62

な

内側部（medial PFC）	146

に

日本外傷学会	16
日本外傷診療研究機構	16
日本外傷データバンク	16
日本救急医学会	16
日本頭部外傷データバンク	17
認知関連行動アセスメント（CBA）	187
認知行動障害	55
認知行動療法（CBT）	10, 195
認知障害	55, 66
認知情動障害	54

ね

年齢・性別の頭部外傷受傷者数	31

の

脳SPECT/PET	64
脳萎縮	56, 64
脳外傷者の認知-行動障害尺度（TBI-31）	187
脳外傷による高次脳機能障害	53, 54, 55, 59, 62, 63, 66
脳拡散テンソル	65
脳幹	56
脳弓	56
脳挫傷	43, 46, 82, 129
脳挫傷と脳裂傷	85
脳室拡大	56, 57, 64, 65
脳室出血	55, 56
脳腫瘍	23
脳腫瘍術後	23
脳振盪	35, 46, 55, 57, 58, 59, 60, 64, 81, 94
脳振盪後障害	60
脳振盪後症候群	53, 59, 60, 61, 62, 63, 64, 65, 66
脳内出血	82
脳内小出血	55
脳ネットワーク	55, 59
脳白質体積	58
脳梁	55

は

背外側部（DLPFC）	146
配分的注意	221
白質剪断損傷	54
爆傷（blast injury）	4, 89
発散的思考（divergent thinking）	155
発症率	23, 24
反衝損傷（contrecoup injury）	47
半側空間無視	227, 230
反応時間	221
反復性外傷性脳損傷（mrTBI）	4

ひ

非可逆性	64
非可逆性軸索損傷	58, 64
びまん性軸索損傷／び漫性軸索損傷（DAI）	8, 22, 46, 48, 53, 54, 55, 57, 58, 59, 66, 87, 129
びまん性軸索損傷スペクトラム	57, 58, 64, 65
びまん性損傷	19
びまん性脳損傷	46, 54, 58

評価 ································ 184
評価と報告 ························ 192
標準意欲評価法（CAS）············· 157
標準言語性対連合学習検査(S-PA)··· 135
標準注意検査法（CAT）···· 122, 136, 154
病的泣き笑い ·············· 167, 177, 178
頻尿・尿失禁 ······················· 62

ふ

プロジェクト ························ 19
分配性注意障害 ···················· 117

へ

米国疾病予防管理センター ·············· 25
ヘルペス脳炎 ······················· 23

ほ

包括的運転評価 ···················· 230
方向性注意障害 ···················· 117
傍矢状部白質 ······················· 55
放射線脳症 ························ 23
ボクサー脳症（punch-drunk syndrome）
 ······························ 79, 96
ボクシング ························ 57
補償行動 ··························· 199
保続（perseveration）············· 149

ま

慢性外傷性脳症/慢性頭部外傷に伴う
 脳症（CTE）················ 4, 79, 94
慢性反復性脳症 ······················ 57

み

三宅式記銘力検査 ···················· 134

む

むちうち損傷 ······················· 61

も

妄想 ································· 7

ゆ

有効視野（useful field of view）······· 221

よ

幼稚性 ······························ 55
抑制機能 ··························· 146

り

リハビリテーション ························ 8
リバーミード行動記憶検査
 （RBMT）··················· 132, 156
流暢性 ····························· 151
流動性知能（fluid intelligence）········ 155
両価性 ····························· 201

れ

レジリエンス ······················· 63
練習効果 ··························· 190

ろ

老人斑 ····························· 98
論理的記憶 ························ 132
論理的記憶障害 ···················· 132

わ

ワーキングメモリ ············ 134, 136, 154

● **内容紹介** ●

飛躍的に進歩し続ける「頭部外傷」と「高次脳機能障害」に関する理解。
神経心理学や臨床医学にとどまらず，頭部外傷に関わる多様な社会問題にも
スポットをあてる！

本書は，2015年12月に東京で開催された日本高次脳機能障害学会サテライト・セミナー
の研修内容を中心に，一部の項目を新たに追加して作成したものである。
頭部外傷の疫学的実態，受傷機転や発症メカニズム，外傷による高次脳機能障害の症候
学を概説し，さらにスポーツ頭部外傷，自動車運転再開の是非，社会的行動障害など，
注目の話題についても取り上げた。
頭部外傷とそれらがもたらす高次脳機能への影響について，基礎から臨床に至るまでの
最新の情報が集積されている！

© 2018　　　　　　　　　　　　　　　　　第1版発行　2018年1月10日

頭部外傷と
高次脳機能障害

（定価はカバーに表示してあります）

一般社団法人 日本高次脳機能障害学会
教育・研修委員会 編

検印
省略

発行者　　　林　　峰　子
発行所　　　株式会社 新興医学出版社
〒113-0033 東京都文京区本郷6丁目26番8号
電話 03（3816）2853　　FAX 03（3816）2895

印刷　株式会社 藤美社　　ISBN 978-4-88002-868-2　　郵便振替 00120-8-191625

・本書の複製権・上映権・譲渡権・公衆送信権（送信可能化権を含む）は株式会社新興医学
　出版社が保有します。
・本書を無断で複製する行為（コピー，スキャン，デジタルデータ化など）は，著作権法上
　での限られた例外（「私的使用のための複製」など）を除き禁じられています。研究活動，
　診療を含み業務上使用する目的で上記の行為を行うことは大学，病院，企業などにおける
　内部的な利用であっても，私的使用には該当せず，違法です。また，私的使用のためで
　あっても，代行業者等の第三者に依頼して上記の行為を行うことは違法となります。
・JCOPY〈出版者著作権管理機構 委託出版物〉
　本書の無断複製は著作権法上での例外を除き禁じられています。複製される場合は，その
　つど事前に，出版者著作権管理機構（電話 03-3513-6969，FAX 03-3513-6979，e-mail：
　info@jcopy.or.jp）の許諾を得てください。